女性健康生活

王 增 王和亿 刘素芬 主编

中国社会出版社

女性健康生活

目 录

第一编 女性穿着保健

第二编 女性饮食指导

第五编 女性生活保健

第九编 女性健康提醒

第十编 女性用药保健

第一编 女性穿着保健

1. 早春时节女性忌穿裙子

一些爱俏的女性，不顾早春时节的冷风侵袭，穿着裙装涉足街市，这种反季节追求美的做法会带来负面影响。

流行病学的调查表明，关节炎的发病率与穿裙子有直接关系。寒冷与潮湿是导致关节炎的重要原因。早春穿裙子，肌肉和关节暴露在外，在气温较低和阴雨连绵的天气里，就会遭到不同程度的风寒侵袭，容易形成关节炎症，酸痛、肿胀，活动不便。如果反复发作，则会形成慢性关节炎。一旦关节炎的病变形成，即使服药、针灸，也只能改善症状，很难彻底根治。

因此，早春时节，女性不可只要风度，不管温度，只图一时的漂亮而导致终生病痛。

2. 秋寒季节女性不宜忽视“裙装病”

秋季是由夏转冬的过渡季节，这段时间里，气温逐渐降低，昼夜温差很大，在晴天的中午气温较高，而清晨傍晚和雨天气温比较低。特别是秋末，有时寒气袭人。

可是，在现实生活中，有一些爱美女士常常衣裙飘飘、美丽“冻人”。这种“想好看，冷得颤”的女士们，常常容易忽视“裙装病”。

所谓“裙装病”，是指因为寒冷的空气刺激了皮肤，从而引起血管收缩，致使表皮血流不畅，脆弱的脂肪细胞发生病变，大腿等皮下脂肪组织出现杏核大小的单个或多个硬块，表皮呈紫红色，触摸较硬，有时伴有轻度的痛和痒，病情严重者还会出现皮肤溃破。一旦发生寒冷性脂肪组织炎，病情轻者，适当地增加衣裤，注意保暖（如用热毛巾和热水袋局部外敷），数周后即可自愈；症状较重者，应及时到医院检查诊治。有些关节炎也与裙装有密切的关系。在寒冷而潮湿的天气里，暴露在裙子下面的下肢会因寒冷潮湿的袭击而麻木、酸痛不适。尤其是膝关节处皮下脂肪较少，更容易受冻，引起风湿性关节炎、湿疹、风疹、足冷痛等。因此，从秋季保健的角度讲，爱美的女性不容忽视“裙装病”。

那么，怎样让女人美丽而不“冻”人呢？

秋季，女性穿裙装必须遵循气候发展变化的规律，当冷空气来临时，最好穿上厚质羊毛袜、厚料长裙，以御风寒；适时锻炼，从秋初开始手、足、身的锻炼，以增强机体抵抗力；注意营养搭配，在寒冷的季节，应适当地吃一些羊肉、狗肉和一些辛辣食品，以暖身御寒。

3. 哪些女性不宜戴胸罩

研究发现，下列两种女性不宜戴胸罩：

（1）乳房尚未发育成熟的少女。处在发育时期的少女，如果戴上乳罩，不仅会束缚乳房生长发育，还会影响身体健康。

（2）患有某些疾病的女性。这类疾病包括胸廓异常、胸部皮肤病、心肺疾病、乳房病变等。这些女性如果戴上乳罩，将会导致病情加重或急性发作，有损身体健康。

4. 戴胸罩谨防胸罩综合征

现代女性从十几岁便开始戴上胸罩，但是，很多女性只是认为戴胸罩是为了体现妇女特有的体形美，对于如何科学佩戴胸罩，还没有真正的理解。从保健的角度讲，戴合适的胸罩具有衬托身材、保护乳房、防止乳房下垂的生理功效。但是，选戴不合适的胸罩，情况轻者，产生不适感；情况严重者，会造成乳罩综合征。

我国各地医院门诊的临床病历研究报告称，近年来一些妇女常感到肩胸背不适、酸痛、上肢麻木，头部转动时还带有一些针刺感。此外，还会伴有头晕、恶心、胸闷等症状。医生检查时，在肩背部肌肉处有压痛感。如果做 X 线颈椎摄片，可发现有颈椎轻度骨质增生，常被诊断为“颈椎病”。但是，在临床上颈椎病是一种老年退行性疾病，而这些妇女往往年纪较轻。经过长时间研究分析发现，主要原因与女性胸罩佩戴不当有关，比如胸罩过小、带子过窄等。在临床医学上，将这些病症统称为胸罩综合征。因此，为了健康，女性在日常生活中戴胸罩谨防胸罩综合征。

这是因为：一方面，长期使用窄带子式的胸罩，或胸罩尺寸过小、过紧，会压迫胸部，影响呼吸，压迫乳房，使乳腺血流不畅，时间长了可引起臂部肌肉紧张以致劳损，从而造成背部肌肉不适、酸痛；另一方面，胸罩过紧还会压迫颈部肌肉、血管、神经，累及颈椎，造成颈椎劳损、骨质增生，进而还会影响椎神经、椎动脉，使人产生上肢麻木、颈部及上肢酸痛、头晕、恶心、胸闷等不适症状。相反，如果胸罩太松太大，则起不到支撑乳房的作用，使乳房下垂。只有佩戴合适的胸罩，既不过紧也不过松，才有利于乳房的发育，防止乳房疾病。此外，还要经常活动上肢，移动吊带在肩部的佩戴位置，睡觉时不要佩戴胸罩，在家不出门或不迎客时可以考虑少佩戴胸罩，以解除其对胸部的束缚，这样才有利于身体健康。

那么，怎样才能称得上是合适的胸罩呢？

根据专家们的研究和总结概括，女性佩戴胸罩，选购是一门学问。合适的胸罩，应以穿戴舒服、不过松或过紧、罩杯遮盖整个乳房、保持乳房血液循环通畅为标准。

5. 戴胸罩最好不要超过12小时

研究表明，每天戴乳罩的时间最好不要超过12小时。否则，乳腺癌诱发率为75%；而戴乳罩不超过12小时的女性，乳腺癌诱发率仅为0.5%。

长时间戴乳罩容易诱发乳腺癌，其原因在于：乳罩压迫胸部，往往会造成淋巴液流通不畅。由于淋巴系统可以辅助人体的血液循环系统，排出人体代谢产生的有毒物质。当胸部的淋巴液循环受阻后，使这些有毒物质蓄积，从而容易诱发乳腺癌。

年轻的女性，特别是那些平常连睡觉都不将乳罩取下来的女性，一定要牢牢记住12小时这个极限。平常只要不是在公众场合，就应尽量使胸部放松，以保证淋巴液的正常流通。

6. 女性经期忌穿紧身内裤

在现实生活中，有些女性认为，在月经期间选择穿紧身内裤，不但可以免除侧漏的尴尬，而且在一定程度上能够缓解腹痛。其实，这种穿衣的方法很不科学。

从卫生的角度讲，女性月经期间最好选择稍宽松的内裤。如果女性经常穿紧身内裤，尤其是在月经期间，容易引起经血流出不畅。在脱穿裤的过程中，会使盆腹腔压力突出，很容易造成经血逆流，最终出现经期腰疼、腹痛症状，甚至导致不孕症。国外医学研究表明，妇科疾病中有很大一部分是由穿紧身内裤造成的，例如子宫内膜异位症。所以，妇女经期忌穿紧身内裤。

7. 女性宜穿白色内裤

专家在临床中发现，许多患有泌尿生殖系统疾病的患者，在发病以后，往往从尿道和阴道中流出异常分泌物，对身体健康很不利。

研究分析认为，分泌物的出现是发生病变的结果，这些分泌物的特点是污染内裤。如果女性天天穿着各种带色的内裤，往往不容易分辨出病变分泌物的颜色、症状以及分泌物量的多少。而若穿白色的内裤则很容易分辨，对疾病的早期发现和治疗均有益处。

正常白带为无色或半透明的鸡蛋清样的黏液状物质。白色内裤被病变分泌物污染后呈淡黄色，多见于尿道炎初期或阴道炎症初期；宫颈癌患者被污染的内裤，其白带异常浑浊，甚至带红或带黄；滴虫或霉菌性阴道炎患者，其被污染的内裤的颜色呈淡黄色或水样；红色分泌物是尿道结石或癌肿的特征；脓性分泌物是淋病发病的特点；如内裤出现红色或粉红色分泌物，或分泌物呈黏糊状，有臭味，多是尿路癌肿或宫颈癌肿的症状。有些严重的阴道炎或宫颈糜烂，分泌物也会有臭味。

8. 女性出游内衣不宜久穿不换

外出旅游时，有些女性的内衣穿了很长时间不换也不洗，认为内衣穿在里面不是让人看的，脏点没什么。据调查，80% 以上的人内衣比外衣脏，很久才换洗一次。这种不卫生的做法，对身体健康不利。

一方面内衣长时间接触皮肤，皮肤上的污垢以及汗液会渍浸到内衣上，时间一久，会散发出一股难闻的汗臭味；另一方面，不干净的内裤还容易引起皮肤疾病或尿道感染等。所以，内衣不仅要大小合适，而且要勤洗勤换，保持清洁卫生，不宜久穿不换。

一般说来，外出旅游，冬天两天换洗一次，夏季则应每日换洗一次。

9. **女性穿美体内衣谨防疾病隐患**

现代女性为了表现时尚美，给人以活泼、妩媚、青春焕发之感，总是终年穿美体内衣。然而，临床医生提醒女性，经常穿美体内衣谨防带来的疾病隐患。

美体内衣设计别出心裁，制造工艺独特，备受青春女性喜爱。但是，需要指出的是，长期穿着美体内衣，一方面会造成胸部血液循环不畅，引发乳腺增生等疾病；另一方面，海绵、水袋等填充物也会使肌肤本身的湿气无法挥发，从而导致肌肤经常处于潮湿、灼热的状态，时间长了容易出现各种皮肤不适的症状。此外，肌肉还会因此失去保持天然弹性的机能，结果反而变得更加松弛。

10. **女性忌久穿高跟鞋**

越来越多的医学研究表明，妇女长期穿高跟鞋有很多害处。国内外医学界骨科专家警告喜欢穿高跟鞋的姑娘们，“十年之后，后悔莫及”。

一方面，妇女穿高跟鞋使身体重心前移，足趾和前脚掌负重过度，长期受挤压，易导致足趾溃疡或坏死；另一方面，妇女穿高跟鞋时身体前倾，胸腰部向后挺直，长期下去，易造成腰肌及骸腰韧带劳损，导致慢性腰痛。此外，20 岁以下的女性长期穿高跟鞋会使柔软的骨盆发生变形，易造成日后分娩困难。

11. 女性穿高筒皮靴需防“皮靴病”

现实生活中有些女性为了赶时髦，突出表现“美”。除了夏季外，其他季节坚持穿靴腰过紧的高筒皮靴，而且不注意日常对足部的护理。这样极容易患上“皮靴病”。

常言说：“树老从根起，人老从脚起。”现代医学研究证明，脚的运动可有节奏地带动全身骨骼肌的活动，从而辅助心脏加速血液循环。因而，脚有

“第二心脏”之称。而脚的健康，往往离不开鞋。对于女性来说，脚与鞋就显得更加重要了。穿高筒皮靴从整体情况上看，对身体不利的因素很多，有如下两点危害：一方面在小腿下 1/3 处，容易出现轻度肿胀、小腿肚外侧疼痛等不适的症状，情况严重者，甚至足背处也会感到疼痛，时间长了，将造成“腓浅神经压迫症”；另一方面长期穿着高筒皮靴，还有可能发生跟腱周围炎、腱鞘炎、脂肪垫炎和脚气病等。在现代医学上，专家们将这些病症统称为“皮靴病”。

那么，为什么会发生“皮靴病”呢？

临床医学专家的跟踪调查与研究分析认为，发生“皮靴病”的主要原因：其一，皮靴偏小，穿着不适，靴腰过紧、靴跟过高，在长期行走的过程中，使足背和踝关节处的血管、神经等系统受到长时间的挤压，导致足部、踝部和小腿处发生异常变化，造成部分组织血液循环不通畅；其二，由于高筒皮靴透气性能较差，行走时，足部散发的水分无法及时得到正常的消散，这就给厌氧菌、霉菌提供了良好的生长和繁殖环境，使得易患足癣，造成足癣感染；其三，回家以后，不注意加强足部护理，如临睡前不用热水洗脚等，从而不能及时改善足部的血液循环。

为了预防高筒靴对人体造成伤害，有关专家呼吁：女性穿高筒靴，须谨防“皮靴病”。

12. 体胖的老年妇女应选圆头坡跟鞋

从医学观点和保健的角度考虑，上了年纪的女性，尤其是体胖的女性最好不要穿平底鞋和细高跟鞋。因为鞋底太薄的鞋不具有缓冲作用，会给步行带来不便。因此，最好选择 5 厘米以下的圆头坡跟鞋。

身体肥胖的人走路时，重心前移腰部受力变化较大。在这种情况下，鞋子穿得不合适，易导致受力不均，不仅会对脚造成不同程度的损害，还会造成腰部的劳损。

人走路时，来自地面的冲击力直接作用在脚上，容易使脚感到疲劳酸累。而身体肥胖的女性会比常人更容易受到扁平足、排尿功能减弱、腰椎受损等症状的侵害。

13. 女性单肩背短带挎包谨防伤身

单肩背短带挎包已成为现代女性一种新时尚。针对这种时尚的行为，生活保健学专家指出，用单肩背短带挎包谨防伤身。

用单肩背短带挎包时，挎包带十分容易下滑。在这种情况下，为了顺利地步行，不少女性经常不自觉地抬高肩膀，以控制或稳住挎包带。其实，这种姿势对身体很不利，突出表现在：一是容易使肩背部肌肉长期处于收缩状态；二是促使肌肉的紧张，引起肩背酸痛。另外，长时间使用单肩背短带挎包，会在不知不觉中使脖子僵直，进而引起颈部肌肉的痉挛，容易造成两肩高低不平、不对称，影响整体形象。尤其是挎包较沉时，更容易引起脊柱的改变。

14. 佩戴首饰宜防“时尚”病

（1）防辐射。正常情况下，纯金银或珠宝首饰性能是比较稳定的，发生辐射的概率较低，对人体的伤害不大。但是，随着金银首饰市场的发展与繁荣，一些不法商人为了获得更大的利润，在首饰制作的过程中并没有彻底清除掉那些放射性元素。比如钴、镭等金属元素，仍存在于首饰中，这些元素具有较强的放射性，在一定的条件下，会产生一些对人体有害的物质，轻则伤害人体器官，重则可致癌。针对这种情况，专家们指出，在选择首饰时如果购买了不合格首饰，长期佩戴，放射性元素与人体皮肤接触之后，通过皮肤、呼吸道、消化道侵入人体。当其达到一定量，会引起人体血液、骨骼、生殖、皮肤等系统的恶性病变。

（2）防戒指病。在日常生活中，不少女性由于没有正确掌握科学佩戴戒指的方法，手上的戒指戴得特别紧，或长期佩戴，这样不仅影响了手指正常的血液循环，还容易发生“戒指病”。戒指是金属制成的，含有镍、铬等成分，若很少摘下清洗，手指上的汗液就为病菌和病毒的滋生提供了便利条件，从而对皮肤造成伤害。长期佩戴会导致人的手指变得麻木，出现酸肿、疼痛等一系列症状。如此下去，容易引起手指变形，情况严重者会产生局部皮肤或肌肉坏死，甚至引发癌症。

（3）防耳环病。耳环病主要是发生在扎耳洞上。具体地讲，一方面在扎耳洞时，不仅要讲究卫生，而且更要讲究操作细节。若不严格按卫生程序操作，极易使耳部受到感染。在临床方面，主要表现为耳洞周围出现明显的小红斑、血疹、水疱、结痂等，伴有程度不同的局部皮肤瘙痒、烧灼感，情况严重者，有可能传染上破伤风等病症。另一方面妇女佩戴耳环，有一个原则要记住：要讲究平衡美学和平衡力学及整体协调。若佩戴耳环过长或过大，容易与他物挂上，容易对耳朵产生不同程度的伤害。

（4）防项链病。小巧精细的项链，人人喜欢戴，尤其是爱美的女性。但是，项链应该科学佩戴，注意预防项链病。精细美观的金项链一年四季挂在人的颈项上。尤其是在炎热的夏天，人体出汗多，在这种情况下，金项链经常与皮肤汗液浸泡在一起，在一定的条件下，项链中的某些金属成分互相作用，可溶于汗水中，进一步增加金属与皮肤接触的机会，时间长了，容易使局部皮肤出现瘙痒、烧灼、红斑、脱皮或丘疹等症状。情况严重时形成皮肤溃疡，甚至还有可能导致皮肤癌、乳腺癌、甲状腺癌。因此，为了预防项链病，佩戴项链的时间不宜过长，最好在夜间睡觉前将其摘下。

第二编　女性饮食指导

1. 女性最需要的八大营养素

（1）叶酸。每日摄入量400微克，最佳来源：芦笋、花椰菜、麦片等。

（2）维生素B_6。每日摄入量1.5毫克，最佳来源：金枪鱼、瘦牛排、鸡胸肉、香蕉、花生等。

（3）维生素C。每日摄入量75毫克，最佳来源：哈密瓜、花椰菜、葡萄汁、橙汁、草莓、灯笼椒等。

（4）维生素E。每日摄入量15毫克，最佳来源：花生酱、葵花酱、葵花油、红花油、榛子、葵花子等。

（5）钙。每日摄入量1000毫克，50岁以上1200毫克，最佳来源：甘蓝、脱脂奶、酸乳酪、沙丁鱼等。

(6) 铁。每日摄入量15毫克，50岁以上10毫克，最佳来源：瘦牛排、虾、小麦、扁豆、杏脯、豆腐、牡蛎等。

(7) 镁。每日摄入量320毫克，最佳来源：荞麦、豆腐、葵花子等。

(8) 锌。每日摄入量12毫克，最佳来源：牛排、猪排、小牛肉、豆腐、牡蛎等。

2. 女性六个时期的营养需求

(1) 青春期。应加大对脂肪、糖、维生素、铁、无机盐的摄入，多食些羊肝、猪肝、鸡蛋、瘦肉、鲜鱼等食物，避免甜点和高脂肪的大量摄取。要及时补充铁、钙等营养素，并多食用蔬菜、坚果以及骨类和虾皮、虾酱等。含碘的水产品也要适当增加。

(2) 经期。要补充蛋白质、维生素丰富的食物。大枣等含铁类的食品也不可少。同时，要注意多休息。

（3）孕哺期。怀孕期宜选择容易消化、健脾的食物，如豆腐干、卤鸡蛋、糖炒栗子、苹果、山楂、熟藕、西红柿、卷心菜等。妊娠中期，应以补气养气为主。哺乳期注意多食豆制品、牛奶、鸭、虾、肝、猪肾、瘦肉、大枣、酵母、干果等，增食肉类、蛋类、鱼类，多食含维生素较多的食物，以促进乳汁分泌。同时，防止营养过剩和发胖。

（4）中年期。坚持食用低脂肪、低胆固醇、低糖类的食物，多吃些蔬菜和水果。

（5）更年期。从饮食上防止早衰、缺钙、慢性病等。宜进补蛋白质、维生素和必需的微量元素，大枣、龙眼、红豆、糯米、莲子等是最佳补品，补钙食品则以骨头汤、鱼、虾等较为理想。

（6）老年期。进食要七分饱，少吃多餐，因需铁、钙较多，应选食苋菜、西红柿、柑橘和牛奶、黄豆、鸡蛋、萝卜缨、蒜苗、柿子及各种果脯干。食物应松软、可口，粥汤类为佳。

3. 白领女性的膳食安排

日常生活中，白领女性要根据自己的生理状况和工作需要，有针对性地安排饮食。对于以脑力劳动为主的工作者，提倡“早饭要吃饱、午饭要吃好、晚饭要吃少”的做法。

在三餐的饮食分配比例上，一般以早餐摄入量占全天摄入食物总量的30%、午餐40%、晚餐30%为宜。关键是早、晚两餐，早饭最好保证有一定量的牛奶、豆浆或鸡蛋等优质蛋白质的摄入。蛋白质的摄入，既能补充脑细胞在蛋白质代谢上的需要，又能增强大脑皮层的兴奋和抑制作用。

由于晚饭后至次日清晨的大部分时间是在床上度过的，机体的热能消耗不大。所以，晚餐不宜吃富含热量的食品，如米饭、面食及油脂性食物，应多吃一些蔬菜、水果。这样，可以保证机体有充分的维生素和无机盐的摄入，对保持白领女性的体形优美、头脑清醒、思维敏捷等极为有利。

另外，白领女性参加陪酒的应酬机会较多，尤应注意饮食营养方面的问题：一是在酒席上，不要偏食少吃；二是饮酒助兴是必要的，但要适量，不能多饮。

4. 更年期女性莫多吃哪些食物

（1）辣椒。我国传统中医学认为，辣椒性热味辛，具有一定的刺激作用，极容易伤阴动火。而更年期女性多属肝肾阴虚，内火偏旺，在日常饮食中，如果多吃辣椒将使肠道蠕动加剧，引起腹部不适。也可暂时引起直肠部位充血，导致便秘、诱发痔疮。

（2）桂皮。我国传统中医学认为，桂皮性热味辛甘，既有益火温阳之功，又有性热助火、香燥伤阴、辛散动血之弊端。在日常饮食中，更年期女性如果多吃使用桂皮烹调的食物，可造成胃黏膜的损伤。

（3）丁香。我国传统中医学认为，丁香性温味辛，多食易上火。在日常饮食中，更年期女性内热偏旺，如果多吃使用丁香烹调的食物，能刺激胃肠，使之蠕动加快，造成黏膜充血、胃液分泌增加。

5. 老年妇女饮食五忌

（1）忌多。从养生的角度讲，老年人应少吃多餐，不宜暴饮暴食。老年妇女饮食过多会使胃肠发生急性扩张，引起胃肠消化吸收功能紊乱。

（2）忌硬。人到老年，牙齿松动，消化功能降低，食物宜切碎煮烂，蔬菜宜用嫩叶，不宜进食过硬、油炸或过干的食物。

（3）忌咸。老年妇女不宜吃过咸食物，以免引起水肿，加重心肾负担。另外，咸也不利于预防高血压和中风等病症。

（4）忌寒。老年妇女体内多阴虚，不喜寒，饮食宜热，可暖胃养身，尤其在寒冷的冬天。

（5）忌陈腐。老年妇女抵抗力弱，消化腺分泌机能减退，胃肠蠕动弱，如果食品不新鲜，容易造成消化、吸收不良以及消化道不适，影响身体健康。

6. 女性最需要的五种食品

（1）香木瓜。在热带水果中，香木瓜所含的维生素 C 丰富，是橙子的 2 倍。因此，女性多吃香木瓜，可有效抵御胆囊病。

（2）亚麻子。亚麻子富含一种雌激素的化合物，女性多吃亚麻子能够有效防止乳腺癌。

（3）牛肉。女性一生中有很长的月经期，使她们比男人更易患贫血。研究表明，血液中含铁量低会引起严重的疲劳，而吃牛肉是一种最好的补铁方法。

（4）豆腐。豆类是蛋白含量较高的食物，能够降低胆固醇，还能将女性更年期的潮热反应减少到最低，使骨骼更加健壮。

（5）甘蓝叶。甘蓝叶中含有大量的钙、维生素 D，还有维生素 K，而维生素 K 对骨头有很强的保护作用。因此，多吃甘蓝叶能够帮助女性远离骨质疏松症。

7. 更年期女性应针对女性特点“挑食”

更年期是女性生命过程中特定的转换时期，步入更年期的女性，从身体调理的角度讲，应减少脂肪的摄入量，少吃胆固醇较高的食物，多吃一些果蔬和清淡的食品，以应对妇女的生理和心理发生的变化。下面介绍一些餐桌上天然的“降脂”食品：

(1) 香菇，又名香信、香蕈等，主要含有矿物质、蛋白质、碳水化合物等。现代医学研究认为，一方面香菇所含的纤维素可促进胃肠蠕动，具有预防便秘的作用，可以减少肠道对胆固醇的吸收；另一方面香菇还含有香菇嘌呤等核酸物质。因此，更年期女性经常食用，有利于促进胆固醇的分解。

(2) 茄子，又名昆仑瓜、矮瓜、草鳖甲等，主要含有碳水化合物、钙、铁、维生素 A、维生素 C、维生素 B 等。特别是紫色茄子中含有较多维生素。更年期女性经常食用，能增强细胞黏着性，提高微血管弹性。

（3）黄瓜，又名王瓜、胡瓜、刺瓜等，主要含有水分、蛋白质、脂肪、钙、磷、铁、抗坏血酸、胡萝卜素等。黄瓜性味甘、凉，具有清热利水、解毒的作用。现代医学研究认为，黄瓜具有两个特点：一是它所含的纤维素能促进食物废渣直接排出；二是它含有一种叫“丙醇二酸”的物质，可以抑制体内糖类转变成脂肪的特殊作用。因此，更年期女性经常食用，有减肥和调整脂肪代谢的效果。

（4）苹果，又名天然子、平波等，主要含有碳水化合物、脂肪及无机盐等。现代医学研究认为，苹果具有两个特点：一方面苹果中所含的类黄酮是一种天然抗氧化剂，通过抑制低密度脂蛋白氧化而发挥抗动脉粥样硬化的作用；另一方面苹果中的果胶可以降低胆固醇。因此，更年期女性经常食用，有利于预防动脉粥样硬化。

8. 更年期女性如何补钙

妇女体内的钙 40 岁前后开始流失，补钙的最佳年龄为40岁。每日钙的摄入量是800~1000毫克。那么，日常膳食中如何补钙呢?

（1）每日饮用一袋牛奶。膳食中含钙丰富的食品以牛奶及乳制品为佳，每日饮用一袋牛奶（250毫升）可以提供300毫克的钙。

（2）适当地吃一些海产品。如虾米、虾皮、海带等，钙的含量比较丰富。

（3）适当地多吃蔬菜。小白菜、油菜等蔬菜的钙含量比较丰富。

（4）适当地多吃豆制品。豆制品的钙含量比较丰富。

9. 女性三期应注意补钙

（1）青春期。女性在13~16岁时，骨骼正在生长发育。此时，应摄入足够的钙质，使身体有一定的积存。另外，这一时期正值月经初潮，雌激素分泌较多，新陈代谢增快，更需要及时补钙，以形成高质量的骨骼和骨密度。该时期的骨骼质量高则可使骨折率降低。

少女补钙的科学方法有三：一是日常要多喝牛奶、多吃豆制品、瘦肉、海产品等含钙丰富的食物；二是要经常外出进行各种体育锻炼，尤其要沐浴阳光，促进人体对钙的吸收；三是发现有缺钙症状时应及时服用活性钙等。

（2）生育期。这个时期的女性每天要付出 100 毫克的钙，以满足胎儿骨骼生长发育的需要。如果钙摄入不足，会造成婴儿先天性佝偻病，也会影响孕妇自身健康。因此，女性在怀孕 4 ~5 个月后应补充活性钙。

（3）哺乳期。用母乳喂养孩子，对孩子的健康极为有利。但是，为了保证母乳质量，尤其是确保母乳中钙的含量满足婴儿以及自身需要，女性在哺乳期间应十分注意摄入钙。

10. 补充维生素和微量元素可减缓妇女痛经

在临床上，痛经是一种常见的妇科疾病。然而研究表明，维生素和微量元素有助于减缓或消除女性痛经之苦。

在经前若已有腹痛及紧张感，需要服用一些维生素和微量元素，其中必须服用对经前综合征有显著疗效的B族维生素，最重要的是维生素B_6。它能够稳定情绪，帮助睡眠，使人精力充沛。同时，也能减轻腹部疼痛。

另外，经前服用钾元素和镁元素感觉会好得多。专家们证实，月经后期对这两种元素的需求会大大增加，它们的缺乏会导致经期综合征中的不少典型病例发生。

钾元素对于神经冲动的传导、血液的凝固过程以及人体所有细胞的机能都极为重要。它还能缓和情绪、抑制疼痛、防止感染，并减少经期失血量。

镁元素能将大脑中帮助神经冲动传导、具有神经激素作用的活性物质维持在正常水平上。月经后期，镁元素还能起到心理调节作用，有助于身体放松，消除紧张心理，减少压力。

为补充这两种元素，女性睡前最好喝一杯热牛奶（牛奶中含钾多），并在奶中加一勺蜂蜜（蜂蜜中铁含量丰富）。

11. 中年妇女莫偏食植物油

许多中年妇女因担心多吃动物脂肪会引起动脉硬化或冠心病，而长期偏食植物油。其实，多吃或偏食植物油对身体健康也不利，尤其是女性，多吃植物油危害更大。

中年人每天摄取的脂肪量，以 50 克左右为宜。现代医学研究认为，动物脂肪含胆固醇，进食过量易诱发胆结石症和动脉硬化。脂肪以植物油为好，植物油比动物油更容易被人体吸收，在体内形成较多的热能。但是，如果中年女性长期偏食植物油，也会患心脏病及血管障碍性疾病。营养学家分析发现，可可油、豆油等植物油，均含有大量的饱和脂肪酸，如果长期偏食，会引起鼻腔等失血和血管脆弱，同样会引起心脏病。由此可见，长期偏食植物油，也有碍身体健康。所以，中年妇女莫偏食植物油。

12. 乌骨鸡——经久不衰的妇科补品

乌骨鸡，又叫乌鸡、药鸡、绒毛鸡、泰和鸡、武山鸡、黑脚鸡、松毛鸡等，属雉科动物，为我国土特产鸡种。

用乌骨鸡治病，是我国独有的方法。当人们发现乌骨鸡具有良好的药用价值以后，立即被广泛用来调理治病，有的将其加工制成丸剂成药，有的将其炖煮服用。有关资料称，唐代孟诜所著的《食疗本草》书中已有用乌骨鸡治产妇疾病的加工方法。宋代陈言所著的《三因极一病证方论》一书中首先出现了治妇人百病的“乌鸡煎丸”。目前，市面出售的以泰和乌骨鸡为主要原料配制而成的妇科药“乌鸡白凤丸”，曾获国家级奖，畅销国内外。

乌骨鸡的药用性能，在于其体内的黑色物质含铁、铜元素较高，对于病后、产后贫血者，具有补血、促进康复的作用。

中医学认为，乌骨鸡味甘性平，入肝、肾经，具有补肝肾、养气血、退虚热、调月经、止白带等功效。

乌骨鸡是一种食补佳品，受到了历代医学家们的高度重视，并把它收载到中药典籍里，例如：

《本草纲目》中说：“乌鸡可补虚劳，益产妇，治女人崩中带下，一切虚损诸病。”并指出“男用雌，女用雄”，妇科有乌鸡丸，治妇人百病。

《本草经疏》说：“乌骨鸡补血益阴，则虚劳羸弱可除，阴回热去则津液自生，……益阴，则冲、任、第三脉俱旺，故能除崩中带下、一切虚损诸病也。”

《泰和县志》中记载：“武山鸡，口内生香，以乌骨、绿耳、红冠、五爪，毛白色者为最佳。……能治虚症、阴症、痘症，其功效在汤不在肉。”

现代医学研究认为，乌骨鸡几乎能治妇科所有疾病，同时还能治疗男子性功能低下、遗精滑泻等病症。

13. 妇女吃肉过多易骨折

肉固然有丰富的营养，但也含有不利于人体健康的胆固醇等物质。如果食物搭配不当，肉中的营养素就不会被很好地吸收，天长日久，积累的胆固醇会导致心脏病。除此之外，妇女吃肉过多易骨折。

65 岁以上的妇女吃肉过多，股骨组织会更快丧失。研究认为，饮食中各种蛋白质可以对骨头的新陈代谢起到不同的作用。其中，动物食品提供的主要是前体酸，而植物食品中的蛋白则含有动物食品中没有的基础前驱物。饮食中前体酸和基础前驱物之间失去平衡，就可能引起酸性物质积累，对骨头起到不良作用。

因此，饮食中增加植物蛋白的摄入，减少动物蛋白，可以减少股骨组织的丧失和髋骨骨折的危险。

14. 更年期女性不妨多吃点动物肝脏

女性进入更年期后身体情况发生了一系列变化，突出表现在：卵巢萎缩，雌激素分泌量大大减少，加上日常活动逐渐减少，运动量不足，身体容易出现血脂异常，引发高血压、冠心病等一系列疾病。

日常生活中，许多进入更年期的女性控制肉类食品的摄入量，以此控制身体发胖和出现各种慢性疾病。其实，这种想法固然有一定的道理。但是，控制饮食主要是指均衡营养，而不是简单地以素食为主，而放弃肉食。

人体所需营养包括蛋白质、脂肪、维生素、糖类、微量元素等营养成分。单一的素食，很难满足这种需要。只有把动、植物食品按合理比例结合起来食用，才能满足机体生长发育和生活的需要。进入更年期的女性如果完全选择素食，一方面由于素食食物比较单调，会破坏体内饮食结构的均衡，减少身体对维生素 B_2、维生素 D 的摄入，造成维生素

B_2、维生素D缺乏症，直接影响肠道对钙的吸收，导致骨质疏松；另一方面机体中掌管食物消化的酶系统的功能会逐渐地遭到不同程度的破坏，导致物质交换失调，疾病丛生。

尽管豆类、蔬菜、谷类也含有较多的钙，但因受植酸影响，体内吸收率很低。因此，对长期素食的更年期女性来说，应该多补充含钙质和维生素D的食物。在日常生活中，对钙的补充，最好不要拒绝饮用奶制品和豆制品；对维生素B_2的补充主要是动物性食品，以肝、肾、心、蛋黄等含量尤为丰富；维生素D则主要存在于海水鱼、肝、蛋黄等动物性食品中。因此，更年期女性不妨多吃点动物肝脏。

15. 女性吃花生莫丢掉“红衣”

花生是公认的健康食品，中医认为花生具有调和脾胃、补血止血、降压降脂的作用，其中“补血止血”的作用主要就是花生外层红衣的功劳。

中医认为，“脾统血”，气虚的人容易出血，花生的红衣能补脾胃之气，起到养血止血的作用。而西医认为，花生红衣能抑制纤维蛋白溶解，增加血小板含量，改善血小板的质量，改善凝血因子的缺陷，加强毛细血管的收缩机能，促进骨髓造血机能，对各种出血及出血引起的贫血、再生障碍性贫血等疾病有明显疗效。因此，处于经期、孕期、产后和哺乳期的女性，更应该经常吃花生的红衣。

16. 女性经期莫进食生冷食物

在月经期，女性除了应避免过分劳累、保持精神愉快之外，在饮食方面，不宜进食生冷食物。

传统中医认为，“血得热则行，得寒则滞”。在月经期进食生冷食物，一方面会妨碍消化，影响消化系统的健康；另一方面容易伤人体阳气，导致内寒，寒性凝滞，可使经血运行不畅，造成经血过少，甚至痛经。所以，女性经期莫进食生冷食物。

17. 月经不调患者饮食二忌

（1）忌食用辛辣、刺激、破气、动火食物。辣椒、胡椒、生姜、韭菜、大葱、大蒜、香菜、牛肉、羊肉、狗肉等食物，均具有刺激、破气、动火的作用，患者食用后容易损耗营养，造成虚弱疲劳，加重病情。所以，月经超前、量多血热妄行患者忌食用辛辣、刺激、破气、动火食物。

（2）忌食用生冷、滑腻、寒凉食物。鸭肉、鹅肉、螃蟹、田螺、黄瓜、冬瓜、菠菜、苋菜、萝卜、柿子等食物，其性质寒凉、滑利，患者食用后会造成脾胃虚弱，导致中气下陷，加重病情。所以，月经过期、量少、虚寒气滞患者忌食用生冷、滑腻、寒凉食物。

18. 女性痛经不妨吃点香蕉

痛经是一种常见的妇科疾病，它不仅给女性带来痛苦，而且还会影响身体健康。为摆脱这种困扰，女性痛经时不妨吃点香蕉。

香蕉中含有丰富的维生素 B_6，而维生素 B_6具有安定神经的作用，不仅可以稳定女性经期的不安定情绪，还有助于改善睡眠、减轻腹痛，有助于女性防病抗病。

19. 女性晨起不要喝淡盐水

有许多女性认为，喝淡盐水有利于身体健康，于是养成了晨起喝淡盐水的习惯。其实这是一种错误的认识。

从养生保健的角度讲，喝淡盐水有利于身体健康是指在夏天出汗后。可是，对于晨起补充水分来说，喝淡盐水不但对身体无益，还是一种危害健康的错误做法。

在整夜睡眠中，人未饮滴水，而呼吸、排汗、泌尿仍在进行中，这些生理活动需要消耗、损失许多水分。所以，早晨起床时人体的血液已呈浓缩状态，在这个时候如果饮用一定量的白开水，使血液很快得到稀释，纠正夜间的高渗性脱水。而喝盐水则会加重高渗性脱水，令人加倍口干。另外，早晨是人体血压升高的第一个高峰期，喝盐水会使血压更高，对身体造成危害。因此，女性晨起不要喝淡盐水。

20. 中老年妇女莫让机体“抗旱”

现代医学研究表明，中老年人最容易发生体内慢性缺水。临床研究认为，人体急性缺水会引起食欲降低、精神不振、四肢无力，情况严重时还会导致昏迷等症状。研究证明，当体内水分损失达20%时，无法维持生命。但是，在现实生活中，人体生理功能减退或衰老造成的体内慢性“干旱”很容易被中老年人所忽视。

人过中年后，血浆肾素和肾上腺素水平呈进行性下降，导致体内钠离子不断流失，使人体对失水的口渴反应减低。平时饮水不足，容易导致慢性脱水。这种慢性脱水，对中老年妇女造成许多危害：其一，易诱发心脑血管疾病。长期慢性缺水会使有效血液循环容量不足，使机体各器官的血液灌流量下降，长此以往，会增加脑血栓、冠心病、心肌梗塞等的发病风险。其二，加速白内障的形成。机体缺水时会引起眼晶状体蛋白变性，最终造成晶状体混浊，进而导致视力下降。其三，易使人体出现慢性中毒，甚至诱发肿瘤。慢性缺水会使汗腺分泌减少，影响体内代谢产物的排泄，造成有害物质在体内蓄积，使人体出现慢性中毒，加速人体衰老。其四，体内水分不足还容易发生尿路结石、乳腺癌、泌尿系统癌症等疾病。因此，人过中年，特别是老年妇女更应注意补充水分，莫让机体“抗旱”。

21. 妇女早晚喝杯蜂蜜茶可调理更年期

蜂蜜，又称蜂糖，是一种营养价值极高的食品。蜂蜜除了含有葡萄糖、果糖之外，还含有多种维生素，以及钙、磷、铁等微量矿物质。

蜂蜜味甘性平，入肺、脾、胃、心和大肠经，有养阴润燥、润肺补虚、润肠通便、清热解毒、养脾气、悦颜色的功效。因此，妇女进入更年期后若感到身体不适，不妨早晚喝上一杯蜂蜜茶，对于消除更年期障碍有很好的效果。

22. 睡前喝蜂蜜牛奶可缓解经期不适

在现实生活中，不少女性受到经期不适带来的痛苦，不仅影响学习和工作，而且还影响身体健康。经验表明，女性在行经期间，每晚睡前喝1杯加蜂蜜的热牛奶即可缓解经期症状。这得益于牛奶中丰富的钾与蜂蜜中丰富的镁，前者可以缓和紧张情绪，并具有减轻腹痛、防止感染、减少经期量等方面的作用；后者可镇定中枢神经，帮助女性消除在经期中的紧张情绪，由此减轻心理压力。

第三编　女性健美指导

1. 当代女性体形健美十大标准

（1）上、下身比例。以肚脐为界，上下身比例应为5∶8，符合“黄金分割律”。

（2）胸围。由腋下沿胸部的上方最丰满处测量胸围，应为身高的一半。

（3）腰围。在正常情况下，测量腰的最细部位，腰围较胸围小20厘米。

（4）髋围。在体前耻骨平行于臀部最大部位，髋围较胸围大4厘米。

（5）大腿围。在大腿的最上部位，臀折线下，大腿围较腰围小10厘米。

（6）小腿围。在小腿最丰满处，小腿围较大腿围小20厘米。

（7）足颈围。在足颈的最细部位，足颈围较小腿围小 10 厘米。

（8）上臂围。在肩关节与肘关节之间的中部，上臂围等于大腿围的一半。

（9）颈围。在颈的中部最细处，颈围与小腿围相等。

（10）肩宽。两肩峰之间的距离，肩宽等于胸围的一半减 4 厘米。

2. 女性健美的标准

（1）骨骼发育正常，身体各部分之间匀称。

（2）体态丰满，无肥胖臃肿之感。

（3）眼大有神，五官端正，与头部配合协调。

（4）双肩对称且浑圆，微显下削，无耸肩或垂肩之感。

（5）脊柱背视成直线，侧视具有正常的生理曲度，肩胛骨无双翼状隆起和上翻之感。

（6）乳房丰满而不下垂，侧视有明显的女性线条特点。

（7）腰细而有力，微呈圆柱形。腹部扁平，腰围比胸围约细 1/3。

（8）臀部圆满，不显下坠。

（9）下肢修长，无头重脚轻之感。大腿线条柔和，小腿长而腓肠肌位置较高并稍突出，足弓高，两腿并拢时，正视和侧视均无屈曲感。

（10）整体上无粗笨、虚胖或纤细、重心不稳、比例失调、形态异常的感觉。

3. 女性健美应遵循的原则

（1）明确目的，选好运动项目。

（2）循序渐进，不可使身体负荷过重。

（3）与休息相结合，负荷适当。

（4）注意全面锻炼，平衡发展。

（5）讲究正确的姿势，动作到位。

4. 女性健美保持最佳体态的方法

（1）要有坚定的决心和信心。在健美训练中，要保持高昂的情绪和积极进取的精神状态。健美训练非常艰苦，精神高度集中、意志顽强才能克服困难。

（2）多练基本动作。基本动作是指一个动作能同时练几块肌肉的动作，这种动作能使有关肌肉群体协调发展。例如："仰卧推"练习，可使胸大肌、三角肌和肱三头肌得到较好的锻炼。

（3）要保持动作的正确性。健美锻炼从始至终必须强调的是：保持动作的正确性。只有每个动作都力求准确规范，训练才会有成效，才能够防止运动损伤。

（4）要保持训练的经常性。除了患病、训练过度引起不适或受伤外，每天必须严格按规定的课程进行训练，缺课或者少练是最佳状态难以保持和成功希望破灭的重要原因。

（5）要有充分的睡眠和休息。充分的睡眠和休息是恢复体力的重要手段，要保证每晚有 8 ~ 9 个小时的睡眠，这样才能保持训练的经常性。

5. 女性健美饮食三忌

（1）忌多喝汤。汤含有丰富的脂肪、氨基酸及淀粉类物质，进入胃半小时左右即可排空进入小肠。由于汤质均匀，在小肠中分布弥散，与小肠黏膜接触面积大，很容易被消化吸收。在这个过程中，食物动力作用较固体食物为少。因此，多喝汤容易使人发胖。

（2）忌吃糖过多。糖是人们机体内供能的主要物质之一。但食糖若超过机体所需，剩余部分就会转化成脂肪在体内储存起来，使人发胖。

（3）忌进食太热的食品。温度较高的食品可使肠壁血管扩张，消化腺分泌活动加强，促进消化吸收过程，过剩的营养物质会转变为脂肪储存下来。因此，多食烫食也会促使身体发胖。

6. 女子脖颈健美操

（1）女子简易脖子健美

①坐或立，全身放松。头部从下颌方向向肩部转动，当转至肩部时，停留几秒钟，再复原位。重新做此动作数次，直到不能坚持为止。

②双手握拳、撑住下颌，头后仰，两肘内靠，然后头慢慢尽可能往下低，重复数次。

③俯卧。头部抬起，再慢慢降下，直至平直状态，停留片刻。

（2）女子脖颈健美操

①仰卧，双臂自然贴近身体两侧，头部抬起，将下巴尽量向胸部方向慢慢移动，直至极限，然后将头部放下。动作要慢，每分钟重复 15～20 次。

②仰卧，头部抬起，先朝右方转动，再转向左方。转动时头部用力转到极限。每分钟重复 15～20 次。

③坐或站立，用头部最大限度地画圆，顺、逆

时针交替，画圆时下颌应尽量贴近胸部。每分钟画圆 15 ~ 20 次。

④俯卧，抬头后仰至极限，然后下落。速度同上。

⑤双手交叉置于脑后，下颌贴胸上部，然后抬头后仰，双手要给头部以阻力，使后颈肌肉用力拉紧。每分钟 5 ~ 10 次为宜。

⑥两腿前后站立，前腿弯曲，后腿蹬地。双臂前伸与身体垂直，手握拉力器，接着向后分展双臂，头随后仰至极限。每分钟重复 25 ~ 30 次为宜。

⑦双脚站立不动，双臂直撑墙壁，身体保持垂直，胯部尽力向前移动，挺胸，头颈部尽量后仰。

⑧选重量适宜的物体置于头上，头、颈、身保持垂直，然后两腿交替前行，双手尽量保持平衡。这是锻炼人体姿态的一种极好方法。

7. 女子肩部健美操

（1）手持哑铃，双臂贴身，向前平举，停留片刻，然后复原。每分钟可重复25~30次。

（2）双腿自然开立，双手握拳，然后伸直双臂，在身侧做大回环动作，直至疲劳为止。每分钟重复40次以上。

（3）坐在椅子上，背紧靠椅背，手持哑铃，一臂上举，另一臂平举，双臂上下交替。每分钟重复25~36次。

（4）两腿前后开立，双臂下垂，手握橡皮筋各一根（橡皮筋另一头系在墙上或柱上），然后双臂上举，再由体前向背后尽力挥动上举，身体前弓，手心向外。速度同上（橡皮筋在背后）。

（5）双臂侧平举，紧握双拳做直臂前交叉动作，还原。重复上述动作，直至疲劳为止。以每分钟40次为宜。

（6）双臂侧平举。肩、肘、腕以各自关节为轴，自行绕环。每分钟重复1~20次。

（7）半握拳，一只手置于体侧，另一只手上举。双臂上举与下垂交替进行（即一臂上举，另一臂下垂）。每分钟重复40次。

（8）体前屈，手持哑铃，双臂下垂，然后双臂向体后侧上举，尽量举至比肩高。每分钟重复25～30次。

（9）两脚开立，双手握拳（或哑铃），两臂同时或轮换平举。每分钟重复40次。

（10）侧卧，手持哑铃置大腿外侧，然后以垂直方向上举、还原。每分钟重复15～20次。一侧练完再练另一侧。

8. 女子臂部健美操

（1）一腿微屈，一腿直立，挺胸收腹，双手各持一哑铃，开始时手臂直伸过头，然后慢慢向后弯曲，至背部后再慢慢把手向上伸直。

（2）一腿微屈，一腿直立，挺胸收腹，一手紧握一哑铃，另一手抵住持铃手的肘部，以更好地保持上臂部处于静止状态，然后持哑铃的手慢慢向后弯至背部，再慢慢向上伸直。左右手轮替做，每只手做两组，每组8次。

（3）双手各持一哑铃（腿、胸、腹姿势同上），双臂斜后举，拳心相对，然后慢慢屈肘，提铃至前胸两侧，最后缓慢伸直还原。

（4）俯卧，保持髋部紧贴地面，手持哑铃直臂置于身侧，拳心向上，然后尽可能地上举双臂，不低于20厘米，再放下。

（5）仰卧，背部贴紧地面，双臂上举，手持哑铃，然后向头部上方慢慢放下，使哑铃微触地面，再回复。

（6）屈腿仰卧，双臂上举哑铃，拳心相对，慢慢屈臂，直到哑铃轻触两颊为止，然后肘部不动，再慢慢地将哑铃回复到起始位置。

9. 女子胸部健美操

（1）橡皮筋胸部健美操

①仰卧，双手在头后握橡皮筋，然后双手向体侧牵拉橡皮筋与体平，再还原。重复8～10次。

②保持①预备姿势不变。双手交替有节奏地连

续向体侧牵引。两臂各重复 8 ~ 10 次。

③背向橡皮筋（系处）坐地，两腿前伸略分，双手上举在头后握橡皮筋，然后双手向前下方体侧牵引橡皮筋，并微触地，再还原。重复 8 ~ 10 次。

④面对橡皮筋（系处）站立，两脚并拢，直臂向前紧拉橡皮筋，同时用力向下后方交替牵拉橡皮筋（腰可略弯）。重复 8 ~ 10 次。

⑤背向橡皮筋（系处）坐地，两脚向前直伸并略分，双臂直伸与体侧成 90 度拉紧橡皮筋。然后双手向头上方用力牵拉橡皮筋，再复原。重复 8 ~ 10 次。

（注：练习用的橡皮筋须牢固系扎在墙上或门把上，系处与腰齐。）

（2）综合（器械）胸部健美操

①背向橡皮筋（系处），两腿前后分立，前弓后蹬，手持橡皮筋与肩平，然后将双手沿双肩的水平方向往前伸，接着双臂向后，胸部前挺。每分钟重复 25 ~ 30 次。

②做俯卧撑动作，每分钟 15 ~ 20 次。

③姿势与①同，手持橡皮筋，双臂上举，掌心向前，然后双臂以半圆状向后展，再复原到前面。每分钟重复25～30次。

④双腿自然开立（背向橡皮筋），上体前倾与地平，双手持橡皮筋，两臂侧平举，然后尽力做双臂胸前交叉动作，上身不得抬起。速度同③。

⑤双腿分开（背向橡皮筋），身体直立，手持拉力器向上挥动，双臂在头前做交叉动作，掌心向外。速度同前。

⑥背向橡皮筋，双腿自然开立，挺胸，手持拉力器，挥动双臂，在体前做交叉动作，停留片刻，还原。每分钟连续做25～30次。

⑦并腿挺脚，双手握哑铃站立，一手持哑铃前平举与肩平高，另一手沿体侧下垂，然后两臂于体前上下交替平举哑铃。速度同前。

⑧仰卧，双手握哑铃置于体侧，然后两臂轮流举哑铃于头前上方。每分钟重复25～30次。

⑨双腿自然开立，双手持哑铃在体前做交叉大回环。练习时不可弯腰，双臂尽量伸直。每分钟重

复 25 ~ 30 次。

10. **女子背部健美操**

（1）双腿前弓后蹬，双手握橡皮筋于身前，然后双手用力沿身侧向下后方牵引，收腹展胸，努力使肩胛骨合拢。

（2）面向橡皮筋（系处），两腿左右开立，双手握橡皮筋于体前。然后双手用力沿腰部向背后牵引橡皮筋，并于背部合拢。做此动作时，身体微向前倾，双臂的最后动作是于体后呈弯曲状，以便双手合拢。

（3）双腿直立，上体前倾，手持哑铃，拳心朝后，然后双臂沿身体两侧往后挥动并尽力上举。

（4）俯卧于同体宽的条凳上，手持哑铃，拳心向后，然后将双臂沿身体两侧尽力后举。每分钟重复 25 ~ 30 次。

（5）面向橡皮筋（系处），双手正握橡皮筋，上身前倾与地面平，然后用力将橡皮筋沿身体两侧拉至小腿附近，还原时双臂尽量向前平举。每分钟重复 15 ~ 20 次。

（6）面向橡皮筋（系处），手握橡皮筋，两臂前平举，拳心相对，双腿前后站立，然后尽力将两臂后展，头部随之后仰。每分钟重复 15 ~ 20 次，

（7）面向橡皮筋（系处），双手正握橡皮筋，两腿前弓后蹬，双臂伸直于体前，然后向胸部两侧牵引橡皮筋，双臂弯曲，双肘尽力向后。每分钟重复 15 ~ 20 次。

（8）面向橡皮筋（系处），挺直站立，手握橡皮筋，拳心向后，然后直臂从身体两侧尽量后展。速度同前。

（9）自然站立，双手持哑铃，两臂下垂，上体前倾与地面平行，然后平举哑铃侧平举，双臂与肩齐。每分钟重复 25 ~ 30 次。

（10）手握单杠（正、反握均可），引体向上。每分钟重复 15 ~ 20 次。

11. 女子腹部健美操

（1）坐姿，双手置于胯部两侧，身体慢慢后仰，然后慢慢抬起，下巴顶在内含的胸部。

（2）双手相握并伸直上举置于头上方，两腿左右开立，然后上肢向左右两侧摆动。

（3）仰卧，双臂伸直，置于头上方，然后弯曲双腿，把两膝尽力收至胸前，同时挥动双臂抱膝。每分钟重复15~20次。

（4）两腿自然开立，两肘抬起，身体向右侧，左臂从脑后向右摆动，右肘从腰后向左摆动，还原。接着另一侧做练习，动作同前。每分钟重复25~30次。

（5）仰卧，双臂伸直置于体侧，抬头，同时将双腿伸直上抬与上体成90度。每分钟重复25~30次。

（6）仰卧，双腿半弯曲，双臂自然伸直置于体侧，然后将身体抬至中等高度，慢慢复原。每分钟重复15~20次。

（7）仰卧，双臂伸直置于头上方，然后用力抬起上体，用双手触摸左脚尖，头部尽量触及左膝部，还原。再换右侧做同样动作。每分钟重复20~30次。

（8）仰卧，抬头，双臂自然伸直置于体侧，然后双腿伸直抬起，向不同方向交替画圆。每分钟20~30次。

（9）两腿自然开立，两手前伸握紧橡皮筋，然后牵引橡皮筋，左右侧交替，尽力做转体动作，两胯与臀部也随之转动。每分钟重复15~20次。

（10）仰卧，抬头，两臂置于体侧，然后双腿伸直做大幅度上、下交叉动作。每分钟重复25~30次。

（11）仰卧，两臂伸直置于头上方，然后尽力抬起上身，双腿弯曲，同时将双臂向后展直，上体尽量上倾。速度同前。

（12）坐姿，双腿伸直叉开、两臂侧平举，然后上体用力前倾，右脚上抬，左手尽力触摸右脚尖，复原。再左脚上抬，右手尽力触摸左脚尖。每分钟重复25～30次。

（13）坐姿，双臂置于体前，以臀部为支点，上身后倾，头部向前，双腿伸直上抬，全身尽量保持平衡。

（14）跪立，双手同握一哑铃，上身垂直于地面，然后两手握哑铃，举至肩平，并向左右两侧交替转动。每分钟重复25～30次。

（15）坐姿，双手于体后支撑地面，然后抬腿屈膝，尽量靠近胸部，并停留一会儿，还原。每分钟重复15～20次。

12. 女子腰部健美操

（1）站姿，两脚开立，两臂伸直，双手紧握固定于身侧的橡皮筋，尽量转动上身，臀部不动。每分钟重复15～20次。

（2）双膝跪地，双手伸直并紧握固定于身侧的橡皮筋，尽量转动上身，臀部不动。速度同前。

（3）站姿，两腿开立，上身前倾，双手持置于身侧的橡皮筋，然后用力牵引橡皮筋，从身体的一侧拉向另一侧地面。速度同前。

（4）站姿，两腿开立，双臂伸直上举贴耳，双手相握于头上方，然后身体交替向左右两侧弯曲，胯部不动。每分钟 25 ~ 30 次。

（5）站立，两腿开立，双手持哑铃前平举，上体向左右两侧转动，臀部不动。速度同前。

（6）自然站立，随节奏感强烈的音乐做腹部前后的摇摆动作，直至疲劳。

（7）自然站立，随节奏感强烈的乐曲，大幅度地转动胯部，同时盆骨两侧上、下运动，直到疲劳为止。

（8）坐姿，两腿前直伸，两臂侧平举，身体稍后仰，双腿并拢伸直上举，上体向左右两侧扭转，注意腿姿不变。每分钟重复 25 ~ 30 次。

（9）双手撑地侧卧，两腿并拢伸直尽量向背部移动，还原。每分钟重复 15 ~ 20 次。

（10）两手撑地坐立，两腿伸直上举，并向左、右两侧摆动，速度同前。

13. **女子臀部健美操**

（1）上半身俯卧于体宽的木板（凳）上，双手前伸握住板缘，然后伸直并拢双腿，尽力上举，再屈腿下落。重复以上动作，直至疲劳为止。

（2）坐姿，两腿微屈前伸，双臂前伸平举，然后臀部慢慢向前移动，用力不可过猛，直至疲劳为止。

（3）双手撑地下跪，一条腿下跪，另一条腿先屈至胸前，接着快速并以最大限度地往后上方展伸。练数次后，再换另一条腿。每分钟重复15～20次。

（4）仰卧，两胯上部放一物体，然后臀部用力上抬，放松落下。每分钟重复20次。

（5）俯卧，头偏向一侧，然后双腿伸直并尽量上举。速度同上。

（6）坐地屈腿，两臂侧平举，然后双腿向一侧伸直，再弯曲，身体后倾。每分钟重复25～30次。

（7）身体伸直，背靠椅背，臀部贴坐椅边，头前倾，两手握椅后侧，然后用力收紧臀部肌肉，再放松。每分钟重复20次左右。

（8）两手置腰部，两腿呈前弓后蹬状，然后把前腿脚跟抬起，上体尽力前倾，两腿交替做。每分钟15~20次。

（9）俯卧，弯曲双腿并尽量上举，用力收缩臀部。每分钟重复15~20次。

（10）侧卧，上脚伸直上举，上体不动，两腿交换做。每分钟重复20~25次。

14. 女子大腿健美操

（1）直立，一手扶支撑物，一手撑腰，然后用力摆腿向撑腰侧做侧上举动作。两腿交换进行。每分钟重复25~30次。

（2）坐在椅上（椅前两腿离地、后倾靠墙），然后尽力伸直两腿，脚尖绷直。每分钟重复15~20次。

（3）双膝微屈成半蹲状，两臂前平举，然后双脚原地跳起，落地时两腿尽量弯曲下蹲，连续做弹跳动作。每分钟重复25～30次。

（4）挺胸站立，左手扶支撑物，右手置于腰部，然后伸直右腿，以髋为轴，前后摆动。每分钟摆25～30次。再换左腿，动作同前。

（5）双手握椅背下蹲，然后站立，再下蹲。每分钟连续重复25～30次。

（6）仰卧抬头，双手抱右大腿部，屈膝，大小腿成90度，然后胳膊伸直用力上抬，还原。每分钟重复15～20次。再换左腿，动作同前。

（7）站立，一手扶支撑物，另一手叉腰，双腿交替伸直以最大幅度画圆。每分钟重复25～30次。

（8）手握椅背，双腿叉开，一腿弯曲，脚跟抬高，另一腿伸直尽量下压。双腿交替做此动作。每分钟重复15～20次。

（9）仰卧，屈膝置于胸前，然后双腿伸直上举与上体垂直，还原。速度同前。

（10）直立，一手叉腰，一手前伸于胸前，然后双腿屈膝交替上抬至胸部。每分钟重复25~30次。

（11）一腿弯曲下蹲，一腿向前伸直，双臂前平举，两腿轮换做此动作。每分钟重复15~20次。

15. 女子小腿健美操

（1）俯卧，脚腕部拴一根橡皮筋（另一端固定在墙上），然后小腿不断抬起，用力向背后牵引橡皮筋。双腿交换练习。每分钟重复15~20次。

（2）直立，双手扶一固定物体，前脚掌支撑在一本厚书（或相当厚度的物体）上，脚跟悬空，然后将脚跟提起、下落。每分钟重复15~20次。

（3）仰卧，抬头，双手支撑右大腿，左腿伸直，然后将右小腿展直，每分钟重复15~20次。还原，再换左腿重复做此动作。

（4）直立，双手扶支撑物，脚跟站在厚书本（或同厚度的物体）上，然后前脚掌尽力上、下移动。速度同前。

（5）坐在椅子上，左腿屈膝，前脚掌着地，右腿置于左腿上，然后以右脚踝关节为轴，尽力上、下摆动。两腿交替作此动作。速度同前。

（6）坐在椅子上，左腿微屈，前脚掌着地，右腿置于左腿上。以右脚踝关节为轴尽力画圆，先左后右。两脚交换做此动作。速度同前。

16. 女子足踝健美操

（1）仰卧，两腿伸直，两手交叉置于胸前，然后两腿回收屈膝（脚不离地），足踝绷直，头、肩部向前抬起，肩胛胛骨不触及地面，静止 5～10 秒，还原放松。重复 5～6 次。

（2）仰卧，两臂紧靠体侧，两腿伸直，然后腿部屈膝，足底贴地，脚背与足趾绷直，两手前平举成仰卧起坐，还原。重复 4～5 次。

（3）俯卧，两腿伸直，两臂前伸，右手和左脚同时上举（左脚背与足趾用力绷紧伸直），抬头，两臂与两脚交替进行。重复 10～15 次。

（4）俯卧，两足掌绷直抵住支撑物，两臂置于体侧，头肩部上抬后仰，还原。重复 8～10 次。

（5）坐地，上体伸直，两手垂直于体侧，两腿侧分，然后左腿上举，脚尖绷直。左右脚交替进行。重复 15～20 次。

（6）仰卧，两臂置于体侧，腿部伸直，两脚微微提起（脚背与足趾绷直），向两侧分开。还原放松。重复 8～10 次。

（7）预备姿势同上。用两膝内侧紧夹一皮球，脚尖绷直（悬空），静止 5～10 秒，还原。重复 4～5 次。

（8）仰卧，两臂置于身体两侧，两腿屈膝，用柔软带子系住两膝，脚尖绷直撑地，抬起脚后跟，然后两膝试向两侧分开，静止 5～10 秒，还原。重复 5～6 次。

（9）直立，两臂垂直位于体侧，然后两脚尽力原地抬起脚后跟。还原放松，重复 15～20 次。

（10）直立，两脚左右分开（间距 20～25 厘米），两臂位于体侧，脚后跟抬起，然后用脚尖向前走 20～30 米，两手自然摆动，还原。再用脚尖向两侧并步走，每侧各走15～20米。

（11）仰卧，两腿伸直，两手相叠置于脑后枕骨下，两脚尖用力向前伸绷直，然后足趾尽力向后上方回跷，静止3～5秒。重复8～10次。

（12）预备姿势同上。两脚以足踝为轴向两侧画圆（慢速，旋幅宜大），先向左画，再向右画。每侧各画10～15次为一套，共做4～5套。

第四编 女性美容减肥

1. 女性不要盲目减肥

保持体形美是每个女性一生的向往。因此，对于日常饮食中的脂肪，大多数女性都非常反感。其实，脂肪对于女性的正常生理发育所起的作用是颇大的，特别是对孕妇来说，显得尤其重要。

近年来研究人员发现，女子月经来潮时，至少得拥有 17% 的脂肪质；若想维持月经的稳定与正常，则需要不少于 22% 的脂肪；如欲怀孕或哺乳，则需要 22% 的脂肪。若将这些脂肪换算成热量，则一次怀孕和仅三个月的哺乳往往会消耗 144000 卡路里的能量。有的女运动员之所以月经失调，其主要原因是在运动时脂肪消耗过多，而又没有及时地得到补充。

为此，女孩子千万不要盲目减肥，要起码保持17%的脂肪。

2. 法国女人瘦身秘诀

（1）尽情享受每一餐。法国女人从来没有“赶快吃完饭好去看电视”的心态，而总是认为应该好好地享受食物，给身体一些时间去消化它们。

（2）吃得很少。法国女人比较注重控制食量，她们所有的食物都是小份的。同时，她们吃得不太多，而且细嚼慢咽，使营养更易被吸收。

（3）午饭是最重要的一餐。在巴黎的自助餐厅里，每个人都是慢慢地享用5道菜的午餐，最后再来1杯浓咖啡。吃饭时间越长，心情越愉快。

（4）热爱户外锻炼。在晚餐开胃酒和正餐之间的时光里，法国女性喜欢散步去看夕阳，在锻炼身体的同时，还能增添无数的乐趣和闲情。

3. 妇女滥用化妆品易致癌

随着科学技术的发展，在国内外市场上，各种各样的化妆品越来越多，并不断地涌进千家万户。化妆品包括各种洗发染发剂、护肤霜脂、洗面奶、指甲油等，均为化学合成品。

化妆品含有多种化学物质，最令人担心的是，属于轻基苯甲酸类的防腐剂。部分统计显示，99%的上妆及77%的卸妆用品都含有轻基苯甲酸。

轻基苯甲酸会破坏荷尔蒙，它们会模仿女性荷尔蒙雌激素，如果妇女不断接触雌激素，可能提高患乳癌的概率。一项研究显示，轻基苯甲酸出现在乳癌组织样本中的比例高达90%。另外，轻基苯甲酸可能也会危害男性生殖能力。

4. 春天女性保养肌肤的方法

春天，皮肤的新陈代谢逐渐加快，皮脂和汗液的分泌越来越旺盛。由于温度和湿度都很适宜，春天的皮肤是非常美丽的，显得更加白皙滋润、有光泽。但是，值得提醒女性们的是，春天的皮肤抵抗力最差，很容易受到外界有害因素的侵袭，应及时保养肌肤。

那么，春天女性应该怎样保养肌肤呢？

（1）预防皮肤过敏发生。春季的气温忽高忽低，导致皮脂的分泌时多时少。随着气温的转暖，人们外出的机会也随之增多。此时，由于气候干燥加快了皮肤水分的蒸发，加上风沙、尘埃、花粉等的刺激，极易发生过敏反应。因此，对敏感性皮肤来说，春季应尽量避免外出春游。必要时，外出应用面纱或口罩，避免接触花粉。

（2）注意皮肤的清洁。春季，一方面每天至少要洗脸三次，选用刺激性较小且香料含量少的香皂，用温水彻底清洗，洗脸后使用有杀菌作用的酸性而不油腻的护肤品。另一方面，春季要经常沐浴，这对皮肤的保养也十分有效。入浴时，要好好清洗膝盖与肘部等关节部位皮肤，浴后按摩脸及四肢，这样可令皮肤饱满、关节灵活。在温热洗澡水中加上少许醋，洗浴后会感到格外地舒服。另外，除了借助春天温暖的阳光外，还可进行面部蒸汽浴和健美按摩，以促进头部血液循环，增强皮肤弹性，减少皱纹发生。

（3）正确使用护肤用品。春季，气候逐渐由干冷转为温湿，干性皮肤也会变得较润泽。因此，进入春季后，干性皮肤的人可根据情况改用油性较轻、水分较多的奶液类化妆品。因为奶液透气性好，使人感觉舒适。春夏之交时，油性皮肤会更油腻，气温越高皮脂腺分泌越旺盛，容易诱发痤疮，尤其在晚春时节，要注意及时清除皮肤表面的汗液、皮脂及污垢。同时，不要扑粉，避免使用粉底霜；每周敷面膜 1 次，以疏通毛孔。

（4）春季注意防晒。春季空气中的紫外线逐渐增强。应及时防止紫外线的照射。因为，春天皮肤娇嫩，耐受性差，即使是比较弱的阳光往往也会使皮肤出现晒斑。尤其是面部有雀斑、黄梅斑的皮肤，更要注意防止阳光过度照射。可提前使用防晒霜或戴遮阳巾。

（5）注意饮食调节。许多食品有较好的美容作用。如豌豆，除了食用能补充人体的营养以外，炒而嚼之，可锻炼面肌，促进人体的血液循环和新陈代谢，从而使面色红润、光滑。此外，春季气候干燥，要特别注意多饮水，尤其是在临睡前。

5. 春季女性皮肤护理二忌

（1）忌皮肤表层不清洁。在一年四季中，春天的皮肤比较滑润，机能处于最活跃、最生气活泼的时节。但是，春天也是最容易引发皮肤病的季节，例如：皮脂分泌过多，容易长出面疮；如果从冬季到春季护肤品的转换不当，突然的活动往往会使皮肤变得脆弱，容易引起斑疹；加上渐强的阳光侵袭皮肤，甚至暖风夹带的灰尘也是皮肤的大敌，这些灰尘与分泌旺盛的皮脂相混合，会使皮肤粗糙。所以，春季应讲究保持皮肤的清洁。

（2）忌用单一的护肤品。有许多年轻女性在选用护肤品方面，只择一种，长年使用。其实，这种方法不可取。在春季，根据皮肤的特点至少选用3种护肤品：一是爽肤，可选用爽肤水或银耳珍珠水等；二是润肤，应从霜类护肤品逐渐转向蜜类护肤品；三是洁肤，可选择温和型、去脂能力不强的洁肤品，如清洁蜜、蛋白洗面奶、柔性珍珠磨面膏等。另外，春天的气温不稳定，冷空气袭来时，应继续使用冬季用的霜类护肤品。如觉得皮肤不很干燥，可减少用量，以使皮肤适中和谐。如果只清洁皮肤而不润肤，会致使皮肤很快出现很多毛病，例如发痒起痘等。

6. 夏天女性忌化浓妆

人的脸部约有汗腺7万条，每天能排出汗液几十毫升。尤其是夏季，为了散热，脸上的汗液成倍增加，皮脂腺的分泌也很旺盛。在这种情况下，女性如果为了美容把膏脂香粉、胭脂大量地涂抹在脸上，势必堵塞皮肤毛孔，从而影响汗与皮脂的排泄，病菌可能乘虚而入，使脸上长出各种痱疖，疙疙瘩瘩，光泽顿失。久而久之，还会影响健康。

现在，我国各地城乡市场上所售的各种化妆品，或多或少都含有一点有害的化学物质。当然，在气候凉爽的时候，轻描淡抹，不留痕迹地修饰打扮一番会使人精神面貌焕然一新。但是，炎炎夏日，为了皮肤健康，还是不化浓妆为好。

7. 秋季女性美容蒸面忌次数过多

大多数人以为，秋季是护肤美容的大好时节。为了拥有一副美丽脸蛋，不少女性坚持每天都要蒸面。其实，这种美容护肤的做法，虽然可以扩张毛孔、清除面部污垢，但是，最终会造成面部红红的——毛细血管扩张过度，造成皮肤伤害。因此，需要指出的是，秋季美容蒸面不宜次数过多。

在正常的情况下，油性皮肤的女性每周蒸面最多不超过 2 次，干性皮肤的女性每周蒸面 1 次或 2 周 1 次，足够保护皮肤了。

8. 秋季女性护肤的禁忌

（1）忌皮肤疲劳时敷面。当皮肤在烈日下曝晒过度，或是熬夜、睡眠不足时，千万不要做敷面。因为敷面具有刺激性，会增加皮肤负担，使脸部肌肉更紧绷。

（2）忌过度擦抹皮肤。用力擦抹皮肤，或是用磨砂膏清洁面庞，只会刺激皮肤，使皮肤更干燥。

（3）忌过多抹润肤霜。皮肤需要的是大量的水分，而非油脂，平日多拍打化妆水即可。

（4）忌过度按摩皮肤。在按摩时，一定要顺着肌肉纤维的方向，进行柔和有效的动作。尤其是眼周的皮肤，特别敏感、脆弱，更需要小心。

9. 冬季女性护肤美容四宜

冬季，天气寒冷，气候干燥，人的面部皮肤变得粗糙、灰暗、干涩。所以，冬天女性护肤美容大有学问，简单扼要的口诀是：洗脸按摩巧涂脂，晨起睡前各一次。

（1）宜洗脸。洗脸既清洁皮肤，又能给皮肤补充一些水分。皮肤在清洗、湿润之后能增加弹性，保持自然。但是，女性洗脸不宜用热水和碱性强的洗涤剂，因为它们易使皮肤松弛、粗糙和老化。

（2）宜按摩。女性经常按摩脸部，既可增加血液循环，促进皮肤新陈代谢，又可除去部分表皮老化细胞。按摩时可将湿毛巾敷在脸上，轻轻揉擦，也可结合涂脂，借助油脂的润滑性一并进行。按摩应顺着皱纹，即由下向上，由里向外。每次按摩一两分钟即可。

（3）宜涂脂。女性选择冬季护肤品，首先要弄清自己的皮肤属性。油性皮肤的人，脸上经常油亮亮的；干性皮肤的人，脸上常有干燥感，冷风一吹，便感到脸皮紧绷；而中性皮肤的人，脸上一般无油脂外溢，冬春气候干燥，脸上也不会有干燥不适之感。油性皮肤应用奶液或蜜类护肤品，这类护肤品透气性强，不致引起毛孔堵塞而生痤疮；中性皮肤可选择蜜类和霜膏类；干性皮肤则以霜膏类为宜。

（4）宜睡前护面。女性睡前护面，能促进皮肤健康，因为人入睡之后细胞新陈代谢较快。但护肤品应相对少用一些。

10. 冬季女性护肤的禁忌

冬季，冷风吹拂，天气干燥，在不知不觉间令皮肤更容易流失水分。冬季在护肤过程中有如下六忌：

（1）忌用含酒精化妆品。我们生活中常见含酒精的化妆品有爽肤水、收敛剂等。因为酒精容易挥发，使皮肤的水分流失。所以，冬季护肤忌用含酒精化妆品。

（2）忌用去油力强的洁肤品。冬季护肤，尤其是干性皮肤的女性，适宜用温和的洁肤乳或含油脂的香皂，这样容易保持油分和水分，忌用去油力强的洁肤品。

（3）忌用热水洗脸。热水去油力强，可以冲走皮肤油分，但也容易导致水分流失，使皮肤更加干燥和瘙痒。所以，忌用热水洗脸。

（4）忌室内温度过高。冬季室内温度过高会使湿度相对下降，导致皮肤的水分容易流失。

（5）忌浴后即干身。冬季洗澡以后，许多女性有这样的习惯：即用毛巾赶快擦干脸庞和身子，穿上衣服。殊不知，这种做法不利于护肤。要防止皮肤干燥和瘙痒，应在身体半干之际，涂上润肤油和润肤乳液把水分留住。

（6）忌用纯甘油护肤。甘油的化学名称为丙三醇，具有很强的吸水性。冬季一般使用的是含20%水分的甘油，由于其吸水性，冬天把它涂抹于皮肤上可以使皮肤湿润、不干裂。如果使用纯甘油，由于其吸水性过强，大量吸收水分，反而使皮肤干燥、灼痛。

11. 女性要了解的三十种美容食品

（1）刺梨。刺梨含有18种氨基酸及脂肪、维生

素 B_1、维生素 B_2 和胡萝卜素等。另外，刺梨的美容作用在于含有大量的维生素 C，被营养学家们誉为"维生素大王"。

（2）西瓜。西瓜是一种廉价的美容品，除了含有大量的水分外，在瓜瓤中几乎涵盖了人体必需的各种营养，如葡萄糖、维生素、胡萝卜素、蛋白质、氨基酸以及果酸和钙、磷、铁等矿物质等。其美容作用主要有三个方面：一是良好的清暑热作用，夏季妇女经常食用西瓜，能够有效地防治痱子；二是用西瓜皮搽脸，可以从外部对皮肤增加营养，促进面部皮肤的新陈代谢，有利于皮肤润泽细嫩；三是夏季经常食西瓜可以补充人体皮肤、肌肉、毛发的营养需要，尤其适合用于身体消瘦、皮肤干枯、面容憔悴的女性。

（3）松子仁。松子仁是松科植物华山松或红松、马尾松的种子。松子仁饱含油质，养血滋阴，可使内脏与皮肤得到滋养，促使皮肤和毛发光滑润泽。自古以来，松子仁一直被视为抗衰美容的果品。现代营养学认为，松子仁含有人体必需的多种营养，在每100克的松子仁中含有：蛋白质16.7克，脂肪63.5克，糖类9.8克，钙78毫克，磷236毫克，铁6.7毫克。这些营养成分对延年益寿、牙齿的发育、面部容貌的美丽，均有很大的帮助。中医认为，松子仁具有养阴补血、润肺止咳、滑肠通便的作用，医书《开宝本草》中写到，松子仁能“去死肌，变白，散水气，润五脏，不饥”；《日华子本草》也指出，松子仁能“补不足，润皮肤，肥五脏”。

（4）苦瓜。中医认为，苦瓜味苦、性寒，具有清暑解热的作用。现代医学研究表明，苦瓜的美容作用主要在于它含有数量可观的维生素C，其含量为瓜类蔬菜之冠。据现代营养学研究分析，在每500克的苦瓜中，含维生素C 420毫克，相当于3500克香蕉，或8500克苹果维生素C的含量，比丝瓜高10~20倍。因此，夏季经常吃苦瓜可增强皮肤活力，使面容更加细嫩红润。

（5）蘑菇。蘑菇是一种公认的健康食品。蘑菇含有的蛋白质丰富，经常食蘑菇有助于皮肤滑润细嫩，毛发乌黑光泽。而且蘑菇含有30多种人体不可缺少的酶，是一种能纠正人体酶缺乏症的首选食物。经常食蘑菇，可以增进食欲，促进饮食中的营养物质能消化吸收，使人气血充足，面部及毛发得到气血滋养。另外，蘑菇含有微量元素和大量的维生素 B_{12} 及维生素 A 原，都是容颜悦色、护发养发的好材料。

（6）黑木耳。黑木耳含铁量高，对贫血的人是一种良好的补血驻颜妙品。另外，黑木耳所含脂类成分中的卵磷脂，是人体抗衰老、延长青春的有效成分。中医认为，黑木耳味甘性平，具有益气补血、润肺镇静、凉血止血的作用，适合用于产后或病后体虚、腰腿酸痛及多种出血症。

（7）燕窝。燕窝即金丝燕的巢窝，是一种稀世名贵补品。燕窝含有大量蛋白质和多种氨基酸，是人体皮肤、毛发、肌肉的重要建筑材料，也是人体健美不可缺少的营养物质。有条件的女性如能经常进食燕窝，可以增加皮肤和毛发的营养，使其得到滋养。

（8）桑葚。中医认为桑葚性味甘寒，具有补益肝肾、滋阴养血、清虚火、祛风湿的作用。李时珍在巨著《本草纲目》一书写到：久服桑葚，可以使容颜焕发，脑力不衰，头发不白。

（9）冬虫夏草。冬虫夏草，又名虫草，与蘑菇、木耳、灵芝、酵母菌一样，是一种真菌类低等植物。现代营养学研究表明，冬虫夏草含有人体必需的蛋白质、脂肪、糖类、矿物质、维生素、纤维素等，尤其是含有谷氨酸、苏氨酸、丝氨酸等氨基酸达到19种之多。研究认为，冬虫夏草是一种滋补美容妙品，对于人体发育迟缓、肌肉消瘦、皮肤松弛、面部皱纹多等症状，具有较好的疗效。

（10）茶。现代营养学研究表明，茶叶含有人体所必需的蛋白质、氨基酸、脂肪、矿物质和多种维生素，被中国历代宫廷的达官贵人看做是养生及美容的佳品。

（11）猪蹄。现代营养学研究表明，猪蹄是一种廉价的美容食品。这是因为：一是大分子胶原蛋白对皮肤具有特殊的营养作用，具体表现在：可以有效地促进皮肤细胞吸收和储存水分，防止皮肤干瘪起皱，使其滋润饱满、平整光滑。二是猪蹄肉中的弹性蛋白极为丰富，它能增加皮肤的弹性，使韧性增强，血液循环旺盛，营养供应充足，皱纹变浅或消失，皮肤显得娇嫩细致，光亮洁白。三是猪蹄筋比较坚韧，咀嚼时要费牙劲。因此，在吃猪蹄筋的过程中使咀嚼肌和面部肌肉得到锻炼，肌肉纤维增粗，体积增大，腮部显得饱满。随着年龄的增加，中老年妇女面部肌肉和咀嚼肌逐渐萎缩，如经常啃猪蹄，对保持面容健美很有帮助。

（12）黑大豆。中医认为，黑大豆性味甘平，具有解表清热、滋养止汗、美容的作用。唐代陈藏器指出，黑大豆“久服，好颜色，变白不老”。《肘后方》中的大豆煎是隋炀帝后宫采用的一张宫廷秘方：以黑大豆在醋中浸泡一两夜后，加热煮烂，去渣，小火浓缩药液，用于涂发，可收到“染发须，白令黑，黑如漆色”的功效。

（13）黄豆。黄豆素有“豆中之王”之称，被人们称为“绿色的乳牛”。现代营养学研究分析，在500 克的黄豆中所含的蛋白质相当于 1000 克瘦猪肉或1500克鸡蛋的蛋白质含量。传统中医认为，黄豆味甘性平，具有清热解毒、调理肠胃的作用，适合用于胃中积热、面生暗疮以及酒糟鼻者食用。在日常生活中，女性经常食用黄豆，能营养皮肤、肌肉和毛发，使皮肤润泽、细嫩，富有弹性，使肌肉丰满而结实，使毛发乌黑而光亮。

（14）兔肉。兔肉不仅蛋白质含量高，在兔肉的脂肪组织中，不饱和脂肪酸的比例高于饱和脂肪酸近1倍，其胆固醇含量却低于所有的肉类。因此，女性经常食些兔肉，既能满足身体对营养的需要，又不容易引起肥胖。

（15）鸡蛋。现代营养学研究认为，鸡蛋具有滋阴润燥、光滑肌肤的作用。李时珍在巨著《本草纲目》中写到，鸡子白可以“去鼾黯鼓疮，令人悦色”。事实上，蛋清外用不但会使皮肤变白，还能使皮肤细嫩，消除皱纹。在我国许多美容古方中，多数选用鸡蛋清。

（16）牛奶。女性经常饮用牛奶可使皮肤白皙细嫩、滑润光泽、富有弹性，对皮肤干燥、粗糙、失去光泽以及弹性减退有良好疗效。中医认为，牛奶味甘性平，具有补虚损、益肺胃、生津润肠、养颜润肤的作用。

（17）白木耳。中医认为，白木耳味甘性平，具有利五脏、补气血的作用，适合用于五脏虚弱、气血不足、面色无华、毛发不泽的女性食用。研究表明，一方面女性经常吃白木耳，能使新陈代谢增强，血液循环旺盛，各个组织器官的功能得到进一步改善，皮肤的弹性增强，皮下组织丰满，皱纹变浅甚至消失，皮肤变得细嫩光滑；另一方面白木耳还有通大便的作用，是保持和维护皮肤光润的重要条件之一。因此，白木耳被称为润肤食物。

（18）丝瓜。丝瓜作为美容剂，尤其是使用丝瓜藤汁外搽进行护肤、防皱，在我国民间流传的历史悠久。丝瓜藤的液体，古代中医称为“天罗水”。古人主张在霜降之后选择粗大的丝瓜藤，在近根处剪断插入瓶中，即可不断沥出水液，每株大约可取汁400毫升，适用治疗酒精中毒，也可用它代替肥皂洗脸和当甘油搽脸。

（19）黄瓜。黄瓜含有人体生长发育和生命活动必需的多种糖类、氨基酸、维生素，能够有效地对抗皮肤老化，减少皱纹的产生，可降低唇炎、口角炎的发病率。而且黄瓜含有娇嫩的细纤维素，可降低血液中的胆固醇及甘油三酯含量，促进肠道中腐败食物的排泄，改善人体的新陈代谢，对皮肤、毛发美容有间接作用。另外，黄瓜是天然收敛美容剂，具有收敛皱纹、光洁皮肤的作用。把黄瓜切块榨汁，用棉花蘸汁涂面部，皱纹多的部位可多涂几次，对促进皮肤白皙光润有较大的帮助。

（20）冬瓜。冬瓜不含脂肪，不含糖分，含钠量低，为身体肥胖、体态臃肿之人的佐餐佳肴。经常食用冬瓜可以减肥，冬瓜尤其是女性保持形体健美的理想瓜菜。冬瓜不仅能够减肥，也可以美容。《圣济总录》中写到，冬瓜肉有“面黑令白”的作用。此外，冬瓜外用可以使面白而润泽。

（21）胡萝卜。胡萝卜有“皮肤食品”、“头发食品”的美称。胡萝卜的营养成分中，最重要的是大量的胡萝卜素。实验表明，将维生素 A 的正常供应量（200 ~ 350 国际单位）提高到 400 ~ 1400 国际单位，有抵御衰老、延长寿命的作用。中医认为胡萝卜味甘性平，具有清热解毒、补中安脏的作用，适合皮肤干燥粗糙或患毛发苔藓、黑头粉刺、角化型湿疹者食用。

（22）竹笋。竹笋是美容食物中的理想菜肴。竹笋含有高蛋白质、低脂肪、低糖、多纤维，还含有 16 种氨基酸，对于维持皮肤和肌肉的营养、保持面部皮肤的细嫩起到很大的作用。

（23）苹果。苹果内含溶解性磷、铁等多种矿物质以及维生素，是美容佳品。中医认为苹果味酸、甘，性平，具有补心益气、润肺健脾的作用，适合心气不足、面无红润、口唇色淡、面色晦暗、干燥脱屑者食用。

（24）山药。山药含有蛋白质、氨基酸、糖类、多种矿物质、多种维生素等人体生命活动需要的重要物质，这是山药作为药食兼优的美容佳品的物质基础。中医认为山药性味甘平，不寒不燥。历代医家称赞它为“理虚之要药”。早在《神农本草经》

中就记载，山药“补中，益气力，长肌肉，久服耳目聪明”。山药的美容作用，古有“益颜色”(《太平圣惠方》)、“润皮毛”(《本草纲目》)的记载。

(25) 百合。我国传统中医认为，百合味甘性平，具有润肺止咳、清心安神、补中益气的作用。现代营养学研究分析认为，百合不仅是营养食品，还是美容珍品。在日常生活中，经常吃百合可以增加皮肤营养，促进皮肤新陈代谢，使皮肤变得细嫩、富有弹性，尤其对各种发热病愈后面容憔悴、长期神经衰弱、失眠多梦以及更年期妇女恢复容颜光泽有较好的作用。

(26) 大枣。我国民间广泛流传有“一日吃三枣，终生不显老”的说法，这说明大枣不仅是治病良药，也是养生美容的妙品。我国传统中医认为，大枣味甘性平，入脾、胃经，具有益气健脾的作用，适合用于脾胃虚弱、气血不足、面黄贫血、失眠乏力等症。古医书《本草备要》写到：大枣能“补中益气，滋脾土，润心肺，调荣卫，和阴血，悦颜色，通七窍，助十二经，和百药”。现代营养学研究证实，大枣含有各种维生素、蛋白质、有机酸及钙、磷、铁等元素，可使人面色红润，容光焕发。因此，长期服用大枣可以治疗面色不荣、皮肤干枯、形体消瘦。

(27) 龙眼肉。我国传统中医认为，龙眼肉味甘性平，具有养心安神、滋阴养血的作用，适合体弱多病、失眠多梦、眼眶发黑以及面色无华者食用。古医书《神农本草经》中写到：龙眼“久服强魂聪明，轻身不老，通神明”。

(28) 核桃仁。现代营养学研究分析认为，核桃仁所含的植物脂肪中的亚油酸是人体理想的肌肤美容剂。研究证实，人体如果缺乏亚油酸，皮肤就会干燥肥厚。我国传统中医认为，核桃仁性味甘温，为滋补强壮珍品，具有补肾强腰、养血润肺、定喘通便的作用，适合用于头晕健忘、遗精阳痿、腰膝酸软、习惯性便秘以及病后体虚等病症。自古以来，核桃仁被作为美容佳品，如古医书《开宝本草》指出，“核桃仁食之令人肥健，润肌，黑须发”。

(29) 芝麻。芝麻含有人体生命活动所必需的蛋白质、脂肪、糖、矿物质、维生素等营养要素，尤其是含有维生素 E、卵磷脂等可以对抗衰老、延年美容的成分。我国传统中医认为，芝麻味甘性平，具有补肝益肾、养血、润燥、乌发的作用。

（30）蜂蜜。患心脏病、肝脏病、高血压、动脉硬化和体质虚弱的人长期食用蜂蜜，可以营养心肌、保护肝脏、降低血压、防止血管硬化，达到减轻病情、增强体质的功效。我国传统中医认为，蜂蜜味甘性平，具有润肺补中、润燥滑肠、清热解毒、健脾益胃的作用。唐代营养学家孟诜认为，经常服蜂蜜可以“面如桃花”。古医书《神农本草经》中将蜂蜜列为上品，认为“久服，强志轻身，不饥不老，延年神仙”。有鉴于此，在众多的中医美容方剂中，常用蜂蜜作基质，既起黏附作用，防止裂开，又能使皮肤细嫩光滑，并能消除面部皱纹，治疗皮肤营养不良。

12. 女性美容多喝哪些粥

（1）灵芝粥。灵芝 20 克，粳米 100 克，核桃仁

20克，精盐2克。将灵芝清洗干净，切成3块，待用；把粳米淘洗干净，待用；将核桃仁用开水泡10分钟，剥去种衣，待用；把沙锅置火上，加水1000毫升，下粳米、灵芝块、核桃仁，先用武火煮沸，改用文火慢煮至米烂汤稠，表面浮有粥油时，以精盐调味，即可供服用。具有补益肺肾的作用。女性经常食用，可使精力充沛、容光焕发、延缓皮肤衰老。

（2）红枣粥。红枣50克，大米90克。将大米、红枣分别清洗干净，放入沙锅内，置于火上，加水适量，先用武火煮沸，改为用文火煮熟变稠，即可供食用。具有益气血、容颜悦泽的作用。女性经常食用可使面色红润。

（3）鸡肝大米粥。鸡肝2具，粳米100克，食盐适量。将鸡肝清洗干净，切成碎末，与淘洗干净的粳米一同放入沙锅内，置于火上，加水适量，先用武火煮沸，改为用文火煮成粥，待粥熟时，加入食盐调味，即可供食用。早晚服用。具有补肾、明目的作用。女性经常食用，可使目光明亮，尤为适合夜盲症及眼花老年妇女食之。

（4）人参茯苓粥。人参3克，白茯苓20克，生姜5克，粳米100克。先将人参、生姜分别清洗干净，切成薄片；把茯苓捣碎，浸泡半小时，煎药取汁2次；将两煎药汁合并，分早晚2次同粳米煮粥，服食。具有健脾益胃的作用。适合脾胃虚弱、身体消瘦、面色无华的妇女食用。

（5）地黄粥。地黄120克，糙米30克，酥油120克，蜂蜜60克。将生地黄切成片，与洗净的糙米一同煮熟；把酥油、蜂蜜一同炒香，加入粥内，再续煮片刻，即可供食用。具有养血容颜的作用。适合用于血虚所致面色不华妇女食用。

13. 适合妇女美容的菊花膳食

（1）菊花茶。黄菊花或白菊花5克，作为香茗放在盖杯中，用沸水冲泡。菊花茶香气浓郁，具有美容明目、清热解毒的作用。

（2）菊花粥。菊花10克，粳米100克。先将粳米用小火煮成稠粥，加入洗净的菊花，再续煮5分钟即成。菊花粥养肝血，悦颜色。

（3）菊花延龄饮。菊花30克，加沸水沏泡片刻后，加入少量蜂蜜，温服，当天饮完。具有益寿、美容、明目的作用。

（4）菊花酒。菊花30克，米酒500克，将菊花放入米酒中浸泡2周，饮用。菊花酒具有滋补驻颜的作用。

14. 辣椒的功效

辣椒，营养丰富。据现代营养科学研究分析测定，每100克的辣椒中，含热量23千卡，蛋白质1.4克，脂肪0.3克，碳水化合物3.7克，膳食纤维2.1克，维生素A 57微克，胡萝卜素0.6微克，视黄醇当量91.9微克，维生素$B_1$0.03毫克，维生素$B_2$0.04毫克，烟酸0.5毫克，维生素C 62毫克，维生素E 0.88毫克，钾209毫克，钠2.2毫克，钙15毫克，镁19毫克，铁0.7毫克，锰0.14毫克，锌

0.22 毫克，铜 0.11 毫克，磷 33 毫克，硒 0.62 微克。

辣椒，除了入馔外，还有较高的食疗价值。我国传统中医学认为，辣椒性味辛、热，有小毒，入心、脾、胃经。具有温中散寒、开胃消食、祛风除湿的作用。在临床上主治寒滞脾胃之脘腹冷痛，消化不良，呕吐泻痢，风湿痛，腰肌痛，冻疾，疥癣，神经痛等病症。另外，辣椒中含有大量辣椒素，它能促进人体脂肪的分解。

15. 女性多吃胡萝卜皮肤更光嫩

胡萝卜，又名金笋、红萝卜、黄萝卜等，主要含有胡萝卜素、蛋白蛋、脂肪、钙、铁、磷及各种维生素等。我国传统中医学认为，胡萝卜性味微苦，甘，辛，微寒，入肺、脾、胃、肝经，具有健脾化湿、宽中下气、清热解毒、利胸膈、安五脏的作用。在临床上，传统中医经常使用胡萝卜主治消化不良、久痢、咳嗽等病症。

维生素 A、C、D 和 E 具有明显的抗皮肤衰老的功效，不仅可令皮肤产生抗体，防止外来太阳辐射或空气中有害物质可能造成的损伤，而且可以延缓皮肤的老化、增强皮肤的弹性。在人体无法自然生成足够的维生素来维护皮肤健康的情况下，最有效的获取方法就是多吃富含维生素 A、C、D 和 E 的各种蔬菜和水果，尤其是胡萝卜、西红柿和红色菜椒。吃下上述三种蔬菜的 1～3 天内，皮肤中相应的有效物质成分就会有所改善。如果坚持吃下去，这种自然肌肤美容的效果会非常有效。

16. 女士减肥用水果作为正餐易患贫血症

现代医学研究证明，女士为减肥用水果作为正餐，易患贫血症。

在现实生活中，吃水果减肥法已流行很长一段时间，有些女士中午吃个苹果或橙子，喝杯饮料，就算正餐了。这种方法看似无害于健康，实际上却问题多多。从营养学的角度看，大部分水果含丰富的碳水化合物、水分、少量蛋白质及脂肪、维生素A、维生素B和矿物质，还有纤维素，但缺少维生素B_{12}，而且所含氨基酸也不齐全，长期吃水果减肥容易导致贫血。

第五编　女性生活保健

1. 夏季女性忌剪刮腋毛

夏季，有些女性认为穿短袖衬衣时嫌腋毛露在外面不雅观，用剪刀或刀片剃去腋毛，这样做有损身体健康。

其实，不论是剪掉或是刮去腋毛，都容易造成腋窝部细菌感染。女性应正视腋毛这种正常的生理现象，不要为某种观念而损害自己的健康。

2. 女性别用肥皂洗乳房

乳房是女性特有特征，生育能力和女性美的重要生理标志。可是，有不少女性因缺乏保健常识，经常使用肥皂清洗乳房。这种做法是错误的。

经常用肥皂清洗乳房对乳房保健毫无益处，而且会通过机械和化学作用洗去乳房皮肤表面的角化层细胞，易损害皮肤表面的保护层，使表皮肿胀。另外，还会因乳房局部防御能力下降，乳头干裂，招致病菌的感染，有损乳房健康。

3. 性爱对女性身心健康大有益处

（1）延缓皮肤衰老。性爱中的抚摩、热吻可以使人的身心得到极大慰藉，使男女双方宛如沐浴在温泉中，这样可以加速人体皮肤的新陈代谢，从而达到延缓皮肤衰老的目的。

（2）使皮肤变得白皙、细嫩、富有光泽。在性爱的过程中，人体会分泌出大量的性激素，这些性激素可以与人的皮肤特异性结合，产生一种可以增强皮肤渗透性的酶，皮肤的渗透性增强了，自然就会变得白皙、细嫩、富有光泽。

4. 女性月经期五忌

（1）经期忌过分劳累和参加剧烈的运动，如举重、长跑、跳高、跳绳等。

（2）经期忌洗冷水澡、游泳或用冷水洗涤，以免受凉和感染。

（3）经期忌饮酒和吃生冷瓜果、冷饮及酸辣等食物。

（4）经期忌同房，过性生活。

（5）经期时月经异常忌羞于张口，不上医院看病，这样会延误病情。

5. 女性经期卫生保健二要

（1）要讲究个人卫生，保持会阴部清洁。每天要用温水清洗外阴，做到有专用的小毛巾和脸盆，并经常消毒。

（2）要注意保持下身温暖，避免受凉。在经期里，不要用凉水洗脚，不要到公共浴室洗澡，不要去江河游泳，也不要进行过重体力劳动和剧烈运动。

6. 女性经期保护嗓子四条措施

（1）不要过度用嗓子，发声时间不要过长，在此期间最好不要练习唱歌。

（2）在饮食方面，少吃或尽量不吃有强烈刺激的食物，如辣椒、油炸食品、烈性酒等。

（3）在精神方面，尽量控制自己的情绪，避免过度悲伤或恼怒，保持精神愉快。

（4）在此期间，要做到劳逸结合，保证充足休息和睡眠。

7. 老年性阴道炎患者别用热水洗外阴

女性绝经后，体内性激素水平显著降低，引起阴道内 pH 值上升，阴道黏膜萎缩变薄，皱襞消失，出现阴道内的弹性组织减少，使阴道口豁开，阴道壁膨出，这些都会使阴道黏膜对病原体的抵抗力减弱，容易造成细菌感染，引起阴道炎症。

对于已经患有老年性阴道炎的患者来说，不要因外阴瘙痒即用热水烫洗外阴。虽然这样做能暂时缓解外阴搔痒，但会使外阴皮肤更加干燥粗糙，反而使瘙痒症状更明显。科学的保健方法是，最好使用温水清洗阴道。

8. 五条建议为更年期护航

（1）定期进行子宫颈涂片检查。在更年期前后，女性患糖尿病、心脏病和高血压的危险增大，90%的宫颈癌都是在45岁前后发生的。因此，更年期女性每3年要进行一次子宫颈涂片检查，每年进行骨盆检查，并经常检查血压和胆固醇水平。

（2）进行负重训练。在更年期，女性新陈代谢速度下降，需要靠健身帮助加快新陈代谢。散步、慢跑、骑车或者在蹦床上跳跃等负重训练有助于维持骨密度，防止骨质疏松症。这种锻炼以每周锻炼5天，每天半小时为宜。

（3）关爱乳房。80%的乳腺癌发生在更年期之后，因此，如果注意到乳房有任何变化，要立即去看医生。女性在50岁之后每3年要进行一次乳房X线检查。

（4）多吃豆类食物。研究发现，大豆、小扁豆以及芸豆等食物中含有植物雌激素，它能够减轻女性在更年期因雌激素下降带来的各种不适。

（5）保持良好心态。保持良好的心态，将生活和工作压力减至最小，也有助于缓解更年期带来的不适。针灸和催眠疗法也能有效缓解女性在更年期的失眠和抑郁症状。

9. 女性便秘有六大害处

（1）女性便秘，会给肝脏造成较大的影响。大便积结于肠道内，许多有毒的物质便可以被重新吸收进肝脏。肝脏是人体的化工厂，是解毒的主要器官，天长日久，毒物会使肝脏的负担过重，从而损害到肝脏的功能。

（2）女性便秘，会造成性功能障碍。便秘使排便过于用力，造成直肠肌肉的疲劳，肛门括约肌过度收缩，会使盆腔底部充血，引起女性盆腔下坠、痛经、性欲减退、尿频尿急等病症。

（3）女性便秘，会导致乳腺癌。长期便秘的女性，可导致妇女乳腺组织发育异常，造成乳腺增生，诱发乳腺癌。

（4）女性便秘，会诱发肠道溃疡。粪便压迫肠黏膜，可以造成肠黏膜慢性炎症、溃疡等疾病。

（5）女性便秘，会导致痔疮及肛裂。女性在排便的过程中，如果用力过大，往往会使肛管黏膜向外凸出，静脉回流不畅，久而形成痔疮。若粪便划破肛管，形成溃疡与创面，即为肛裂。

（6）女性便秘，会影响美容。女性的面部美容是与全身的健康分不开的。长期便秘会使肝脏的负担加重，使有毒物质得不到及时分解与排出，这样会使机体内分泌系统功能失常，激素代谢失调。从而导致面部色素的不正常沉着，出现黄褐斑、皮肤变黑等。

10. 清晨主妇们别急着开窗换气

随着保健知识的普及，越来越多的人知道晨起开窗换气有利于人身健康。因此，在日常生活中，有不少主妇养成了晨起即开窗换气的习惯。其实，早上8点钟的气温较高，空气质量最好，是开窗换气的最佳时间。

我国大中小城市与广大农村的居住环境和气候截然不同，应区别对待。对城市居民来说，越是交通方便的地带，街道的车流量越大，夜间城市底层大气比白天稳定，不利于污染物的快速扩散。检测结果表明，清晨6点钟左右，污染物浓度依然很高，而且温度低、气压高，空气中的微小沙尘、不良气体等，均被大气压力压在接近地面的位置，很难向高空散发。此时开窗换气，空气不新鲜，对身体健康并没有好处。所以，家庭主妇清晨开窗换气应讲究居住环境和时间，才能收到良好的保健效果。

11. 夏天女性看电视忌不开窗

夏天气候炎热，很多家庭妇女喜欢开着空调看电视，门窗因此关得紧紧的。殊不知，这种做法会危害身体健康。

为了防止电器过热被烧坏，电视、电脑中都加入了保护剂，这种保护剂会散发溴化二苯醚的气体，长时间在密闭的室内看电视或用电脑，很可能会受到这种毒气的侵害，出现肝肿大、脱发等症状。

此外，电视机在使用时会产生电磁辐射。如果人们在看电视时，经常关闭着门窗，荧屏发出的电磁辐射就会在室内聚积，这样不仅会使人产生疲劳、眼睛酸痛、头痛等不适感，情况严重时还会对人体的内分泌、免疫系统和生殖机能产生不良影响。如果连续看电视超过 2 小时，同时紧闭门窗，加上开着空调，上述两种因素会成倍增加。

12. 晚上看电视应留意天气预报

在一年365天中，随着春、夏、秋、冬的更迭，气温有暖、热、凉、寒的变化之分，即使在每一天中也不尽相同。而人的生命活动、生理与疾病现象均受自然规律的影响，受自然法则的支配和制约。因此，气象保健学家明确指出，每天晚上看电视时留意收看天气预报，是切实可行的保健措施之一。

在日常生活中，气象因素通过人的皮肤、黏膜、感觉器官和神经系统引起代谢、内分泌、体温调节等一系列功能的调节改变，对人体的健康产生不同程度的影响。例如，当温度和湿度都处于高值时，冠心病、心肌梗塞等疾病的发病率较高。面对突如其来的天气变化，人们的养生保健方法必须适当调整。每天晚上看电视时能做到留意收看天气预报，了解天气的变化，可以尽早地采取有效的措施适应月日周期的变化，从而保持旺盛的精力和健康的体魄。

13. 女性久吹空调易使月经紊乱

经常坐办公室的女性，尤其是年轻女性，如果长期处于空调的冷风下，会影响卵巢功能，使排卵发生障碍，导致月经失调，腹痛腹胀。

虽然人体能够对温度进行自发调节，但这种自发调节不能迅速转换。在这种情况下，如果室内温度长时间过低，很容易导致腹痛和痛经等发生。

为避免女性发生这种情况，在日常生活中，应注意如下事项：一是要把室温恒定在26℃左右；二是开空调时，一般低处最凉，最怕冷的是腿和脚，所以女性在空调房里一定要穿袜子；三是空调开机3小时左右，最好关闭一段时间，打开窗户，呼吸新鲜空气。

14. 女性莫带“妆”睡觉

在现实生活中，有些女性整日在外忙碌，睡觉时懒得卸妆。殊不知，带着彩妆睡觉会影响皮肤的健康。

带着彩妆睡觉容易堵塞肌肤毛孔，造成汗液分泌障碍，妨碍细胞呼吸，长期这样下去会诱发粉刺，损伤容颜。所以，女性莫带“妆”睡觉。

15. 女性莫戴“罩”睡觉

乳罩是保护乳房的女性生活用品。近年来，越来越多的研究证明，女性经常带“罩”睡觉会影响身体健康。

那么，为什么夜晚睡觉时一定要取下乳罩呢？原因有二：一是戴“罩”睡觉妨碍了呼吸，影响睡眠的深度；二是戴“罩”睡觉妨碍了血液循环，时间长了，有损身体健康。

16. 女性莫带“机”睡觉

在现代生活中，手机已成为人们的“好伙伴”。

有些女性为了通话方便，晚上睡觉时，将手机放在头边，殊不知，手机会危害人体健康。

现代科学研究表明，各种电子产品，如彩电、冰箱、手机等在使用和操作过程中，均有大量不同波长和频率的电磁波释放出来，形成一种电子雾，影响人的神经系统和生理功能的紊乱。所以，女性莫带“机”睡觉。

17. 女性莫戴“镜”睡觉

在现实生活中，不少女性养成了躺在床上看书的习惯，有的戴隐形眼镜，看书困了，懒得取出眼镜，便戴着隐形眼镜睡觉。殊不知，戴“镜”睡觉会影响身体健康。

人在睡眠时，眼球活动减少，泪液湿润功能降低，直接接触角膜的镜片很容易与角膜粘连，引起角膜上皮损伤脱落，导致炎症、溃疡，情况严重者可使视力明显下降。所以，女性莫戴“镜”睡觉。

第六编　女性运动养生

1. 练习瑜伽有助缓解偏头痛，改善焦虑状态

现在，瑜伽在我国越来越受到广大女性的喜爱。许多女性都希望通过瑜伽的练习来减肥，塑造身体曲线美。其实，在日常生活中经常练习瑜伽获得的好处是很多的，如可减压力，舒缓身心；加强血液循环，增强体能；增强关节灵活性，锻炼关节周围肌肉，提高抗压能力；通过汗水排出体内大量毒素，有较好的美容功效等。除此之外，瑜伽姿势、呼吸练习和放松结合起来，有助于减少偏头痛发生的频率和强度。

而且，柔和的瑜伽姿势和呼吸技巧，对神经系统有一种镇定作用。有研究显示，瑜伽能帮助缓解各种形式的皮痛、从慢性背部疼痛到关节炎导致的

关节病。

2. 跳绳有利于女性健身减肥

跳绳是一种适合于任何场地的有氧运动项目。跳绳花样繁多，可简可繁，随时可做，一学就会，特别适宜在气温较低的季节健身，对女性尤为适宜。

从运动量来说，持续跳绳 10 分钟，与慢跑 30 分钟或跳健身舞 20 分钟相差无几，跳绳可谓是耗时少、耗能大的有氧运动。

跳绳能增强人体心血管、呼吸和神经系统的功能，可以预防诸如糖尿病、关节炎、肥胖症、骨质疏松、高血压、肌肉萎缩、高血脂、失眠症、抑郁症、更年期综合征等多种疾病。对哺乳期和绝经期的妇女来说，跳绳还兼有放松情绪的积极作用，因而也有利于女性的心理健康。

鉴于跳绳对女性的保健作用，女性健身者应采用“跳绳渐进计划”。初学时，仅在原地跳 1 分钟；3 天后即可连续跳 3 分钟；3 个月后可连续跳 10 分钟；半年后，每天可实行“系列跳”（如每次连跳3分钟，共3次），直到1次连续跳半小时。1次跳半小时相当于慢跑90分钟的运动量，是标准的有氧健身运动。

运动中需要注意的事项：

（1）一定要循序渐进。

（2）应穿质地软、重量轻的高帮鞋，避免脚踝受伤。

（3）绳子的软硬、粗细应适中：初学者适宜用硬绳，熟练后可以用软绳。

（4）选择软硬适中的草坪、木制地板或泥土地的场地较好，忌在水泥地上跳，否则易损伤关节或引起头昏。

（5）跳绳时需放松肌肉和关节，脚尖和脚跟需用力协调，防止扭伤。

（6）胖人和中年女性应双脚跳，起落时以免关节因过于负重而受伤。

（7）跳绳前先让足部、腿部、腕部及踝部做些预备活动，跳绳后可做放松活动。

3. 有氧舞蹈可使老年女性更灵活

强度低、有节奏、不中断和持续的时间长都是有氧运功，包括散步、游泳、骑自行车、跳绳、做拳操、跳舞等项目。这些有氧运动项目不仅有利于增加机体的热量消耗，而且还可以达到强身健体的作用。

对于老年妇女来说，进行有氧舞蹈练习可以改善其平衡能力和身体的灵活性。

老年女性每周做 3 次有氧舞蹈练习，每次 1 小时，在 12 周后即能够改善其平衡能力和身体的灵活性，从而减少摔伤的危险性。

4. 年过 30 的女性应常做腹部减肥操

在现实生活中，许多女性年过 30 之后，虽然未至于中年发福，但脂肪却积到小腹上去。其实，日常生活中只要花 20 秒的时间便可以使腆出的肚子缩回。其方法是：挺直脊背坐着或站立，缩回腹部，持续大约20秒钟，然后放松。做这项运动时不要停止呼吸，呼吸应保持正常，每天重复做16次，定会收到较好的效果。

5. 中年女性坚持退步走可防腰痛

日常生活中，中年女性每天早晚坚持退步倒行的运动方式，可以有效地预防腰痛。

每天早晚坚持退步倒行的运动方式，会使腰背部肌肉有规律地收缩与松弛，有利于改善腰部血液循环，可以预防老年性驼背，对腰肌劳损等慢性病患者也有较好的辅助治疗作用。

6. 女性每日快步1小时预防糖尿病

人们常说："饭后百步走，活到九十九。"意思是饭后去散步有利于身体健康。女性每日快步1小时可预防糖尿病。

一个人如果每天快步走大约 1 个小时，就可降低约五成的患糖尿病危险。重要的是以运动消耗体能，而不是运动的种类。即使是快步行走等看起来比较温和的运动和跑步等比较剧烈的运动，都同样能明显降低罹患第二型糖尿病（也称为非依赖胰岛素型 NIDDM）的危险。

坚持进行适当的运动是防治糖尿病及其并发症的有效方法，其主要作用在于减少脂肪、降低体重、增加糖耐量及胰岛素敏感性，从而降低血糖。步行是最安全、简便，同时也是最容易坚持的运动，但切忌空腹运动，以避免引起胰岛素下降而使血糖增加，加重病情。同时，运动的环境应选择空气新鲜、环境安静的地方，如公园等。

7. 让女性焕发青春的七个动作

（1）锻炼眼睛。坐在镜子前看着自己的眼睛，将右上眼皮微抬，高于正常姿势，接着为左眼。各重复 20 次。注意不能使额头起皱纹。

（2）让眼睛发亮。眼球像钟表的指针那样向左转，然后向右转。头和眉毛应当保持不动。一次完成4组，每组左右各4次。

（3）伸拉肌肉。皱起鼻子上的肌肉，露出上排牙齿。完成10次。

（4）修饰嘴唇。吸住脸颊，向前努嘴，发“伊久姆”三个音。完成10次。

（5）伸拉下颌。吐出舌头，下颌保持不动，坚持几秒钟。完成20次。

（6）成为鸭蛋脸。卷舌，舌尖靠近喉咙，然后整个舌头向前伸，下颌向下伸。完成20次。

（7）抬嘴角。右上唇向上抬，然后放下。左唇重复同样的动作。下唇保持不动。向上拉整个上唇，露出上排牙齿。完成10次。

8. 肥胖的女性莫跑步

在现实生活中，大多数女性认为，健身跑是肥胖者减肥的一项理想运动。其实，这种认识是错误的。

肥胖者的身体笨重，在健身跑步的过程中，支撑运动的器官，尤其是膝关节和踝关节承受了较大的地面支撑反作用。这样一来，“超负荷作用”会使他们膝关节和踝关节易患各种伤疾，如关节肿痛等。因此，对大多数女性肥胖者来说，减肥的最佳运动应是游泳、骑自行车及长距离散步，而不是跑步。

9. 女性运动前后不要吃巧克力

在日常生活中，巧克力是人们的休闲食品，备受女性的喜爱。但要知道，在运动前后不要吃巧克力。

巧克力是一种高油脂、高热量的食品，在运动前后如果吃了巧克力，不易被消耗掉，容易造成肥胖，从而影响运动效果。所以，女性运动前后不要吃巧克力。

10. 女性运动后莫立即洗热水澡

在现实生活中，许多女性认为，在运动以后洗个热水澡既可以去污，又可以消除疲劳。其实不然，运动以后，身体尚未恢复正常状态，不宜立即洗澡，尤其是洗热水澡。

运动医学专家的研究证明，人在运动时，流向肌肉的血液增多，心率加快。当运动停止后，血液的流动和心率仍会持续一段时间，身体处于这种状态时，如果立即去洗澡，会增加血液向皮肤及肌肉内的流量，使得身体所剩的血液不足以供应其他重要器官，容易诱发心脏病。

第七编　女性休闲养生

1. 女性野外活动五忌

（1）忌用湿毛巾抹汗。野外活动玩得汗流浃背时，有不少女性随手将湿毛巾拿过来擦上几把，觉得很舒服。其实，这种做法很不科学。因为此时身上的毛细血管是开放的，如用湿毛巾抹汗，容易使水分渗入毛细血管之内，影响身体健康。

（2）忌用体温捂衣。野外活动时如果衣衫湿了，女性不便脱下或没带备用衣服，以为可以借助体温捂干。殊不知，这种做法，对身体很不利。从卫生保健的角度讲，女性应找个便利之处换下湿衣，否则容易得病。

（3）忌在剧烈运动后倒头便睡。大运动量后人体比较疲劳，容易入睡。但是，需要指出的是，此时人体各系统机能还未得到适当调节，各部位活动尚未转入正常，立即睡觉容易招致疾病。

（4）忌利用冷水或吹风来降低体温。野外活动后大量出汗，如果立即进行冷水浴或游泳，会引起生理机能紊乱，导致神经系统失调；也不应立即用电风扇的快挡吹风降温，否则容易引起头痛、感冒。

（5）忌暴饮暴食。野外活动以后，适量饮些茶水、开水解渴是必要的，有利于身体健康。但是，不宜饮得太多。因为饮用大量的水不仅会使消化系统和心脏血管系统增加负担，还会增加出汗，使体内盐分大量流失，这样容易引起抽筋、痉挛等，甚至影响食欲。

2. 女性森林旅游三忌

（1）忌无准备、无向导。森林旅游的危险性比较大，女性应提前准备，找好向导，防止意外发生。

（2）忌穿短衣短裤。通过草深林密地带时，女性应换上厚实的长裤、长衣服和高腰鞋，还应戴上帽子，以防被虫蛇咬伤。

（3）忌对不熟悉的草木随便攀折、触摸。有些树木、草类是有毒带刺的，因此，不要采食不熟悉的野果，以防不测。

3. 女性出游行车前忌食用的催眠食品

（1）牛奶。牛奶中含有使人产生疲倦感觉的生化物质色氨酸，如果女性行车前饮用牛奶，对安全行车极为不利。

（2）糖水。大量糖水进入人体后会生成大量的血清素，使大脑皮层受到抑制，进而被催眠在行车前。如果女性大量饮用糖水，对安全行车极为不利。

（3）莴笋。莴笋的茎液中富含有一种乳白色的浆液，具有催眠作用。在旅途中，如果女性就餐多食用莴笋，对安全行车极为不利。

（4）面包。面包里含有氨基酸，经代谢会生成一种叫五羟色胺的氨基酸代谢物，能起镇静催眠作用。在旅途中，如果女性多食面包，对安全行车极为不利。

4. 女性自驾车出游忌多吃的水果

（1）香蕉。据研究，香蕉含有大量的镁，空腹大量食用时，血中的镁会大幅度增加，对心血管系统产生抑制作用。而且使体液中镁钙比值改变，人体会出现明显的感觉麻木、肌肉麻痹、嗜睡乏力的现象。在这种情况下，女性自驾汽车出游最容易发生交通事故。

（2）荔枝。据研究，荔枝所含的糖是果糖，这种果糖进入人体以后很快就会进入血液。大量荔枝果肉进入胃肠道后，荔枝所含的大量水分会稀释消化液，引起食欲不振，以及消化不良，造成暂时性低血糖。因此，女性自驾汽车出游，在开车之前或开车时，不宜多吃荔枝。

5. 妇女在旅行中忌饥饱不均

合理安排膳食是保障合理营养的重要一环，特别是女性在旅游途中，饮食规律容易被打乱，应特别注意做到定时定量。如果饥饱不均，则对身体健康不利。

从旅游保健的角度讲，在旅游途中，一方面饥饿时胃内的胃酸、蛋白酶无食物中和，浓度较高，容易造成黏膜的自我消化；另一方面，暴饮暴食很容易造成胃壁过多扩张等症状，也会促成胃损伤，造成消化功能紊乱，营养缺乏或不平衡。因此，女性外出旅行时进食的餐数与进餐时间应尽量保持原来的规律，以利于在原有的条件反射下发挥最佳的消化吸收功效，忌饥饱不均。

6. 在旅行中妇女别忘给身体补充营养

（1）补水分。在旅游途中不要只喝矿泉水或普通茶水，可供选择的营养饮料很多，如杏仁露、椰子汁、浓缩橙汁等。如果做到每天喝 1 杯牛奶或咖啡，更为理想。

（2）补维生素。普通旅行团一般 8 人一桌进餐，

8 菜 2 汤或 6 菜 1 汤，摄入的蔬菜很少，达不到人体所需的维生素日均摄取量。在自由活动时，可以购买一些富含维生素的水果，如葡萄、苹果、柑橘、西瓜、梨等食用。

（3）补蛋白质。普通饮食中所含的蛋白质数量达不到疲劳的身体所需的标准，因此，在睡觉之前宜吃一些点心，如牛奶配面包等。

7. 旅途疲劳，女性不宜用冷水洗脸

外出旅游疲劳的时候，有许多女性经常用冷水洗脸，认为这样会使头脑清醒。其实，这种做法很不科学。

经常用冷水洗脸，会给人带来一定的刺激。但是，冷水具有刺激神经和使毛细血管收缩的双重作用，容易使部分脑细胞受到一定的限制，从而出现兴奋和抑制功能紊乱。所以，旅途疲劳时，女性不宜用冷水洗脸。

8. 中老年女性驾车出游有四忌

（1）忌驾车时间太长。在出游途中，中老年女性驾车，一般应控制在 2 小时以内，以免疲劳驾车不安全。

（2）忌心情不好开车。心情不好时驾车易出事故。

（3）身体不适忌驾车。中老年女性一般慢性病多，时有不适，有的人长年服药，有些药服用后更不宜开车。所以，中老年女性感到不舒服时不宜开车。

（4）忌在夜间开车。夜间路面模糊、能见度差，特别是下半夜最易出事故。

9. 哪些女性不宜骑自行车

（1）患有癫痫病的女性。这种疾病随时可能发作。一旦疾病发作，自己完全不能照顾自己，在这种情况下骑自行车是非常危险的。

（2）动过脑手术的女性。研究试验证明，动过脑手术的人随时都有癫痫发生的潜在危险。

（3）患有高血压的女性。这种疾病容易引发“中风”。

10. 老年女性不要在饭后马上看电视

老年女性在饭后立刻看电视，易使消化器官增加负担，有损身体健康。

吃饭时消化器官需要血液的供应，以完成整个消化过程。如果在此时看电视，大脑活动会因观看电视而需要增加血液的供应，在这种情况下，消化器官获得的血液供应量会相对减少，在不同程上出现异常的情况下有碍食物消化。所以，老年女性不要在饭后马上看电视。

11. 现代女性保持心情愉快的十三要诀

（1）经常放声大笑。笑会使脸部的某些肌肉活动，而脸部肌肉又连接神经系统。所以，它们会向大脑传递快乐的信号。此外，在放声大笑时吸入的氧气相当于说话的6倍。因此，笑是健康的兴奋剂，能使心情变好。

（2）当机立断。推迟决定往往会牵制人的精力，并会使人感到不满意。因为悬而未决和被拖延的事情不会自行解决，这只能使人更多地处于不安状态。所以，不妨把要解决的事列成清单，先处理最重要的和最困难的问题。

（3）寻找港湾。在日常生活中，你需要一间自己的房间以补充新的活力，在这间屋子的四周可放一些自己喜爱的东西，如一张你很喜欢的画，一束香气四溢的花，这能够促使人增加自信、充满活力。

（4）积极思维。你是自己命运的创造者，应该对自己负责。对此，应树立起信念。每个人都有推卸责任的倾向，推给童年的时光、父母、社会、爱人和生活环境。但是，这种推卸责任的做法不仅毫无用处，还会丧失生活的乐趣。

（5）减少刺激。你不需要知道一切，请相信你已得到了自己重要的信息。不必参加肤浅的谈话，只需对与自己确实有关和感兴趣的问题发表自己的主张和看法。

（6）每天沉思。沉思能够给自己带来力量和心灵的平静，最好是每天在一定的时间内沉思。为此，保证每天至少有10分钟不被打扰，任思想自由驰骋。

（7）寻找自信。应该深信自己是有才能的，只是很少被发现和欣赏，也可能是自己低估了自己的长处。因为，你把这些看做是理所当然的。至少将一种能力变为业余爱好，如摄影、书法、绘画等，这样往往会有助于发现自己的创造力。

（8）自我发泄。你有权发火，被压下去的怒火往往会对自己而来，会使自己变得抑郁、消沉和听天由命。抑制这种能量会阻碍你获得成功。因此，必须将怒气发泄出来，可以到树林中去，跑步、大喊大叫等。

（9）享受生活。每天享受一些好的东西，要学会享受越来越多的东西，这样别人会欣赏你，你也越来越自我欣赏。

（10）回归自然。自然总能给人一种力量，使人获得安慰和解脱，而且它是无私慷慨的。

（11）装作自己很快乐。不管感觉如何，多想一些令人高兴和愉快的事情。这会自动提高体内血清素含量，从而会使你保持好的心情。

（12）献出爱心。在对他人做出友爱的举动时，也就是为自己内心的平衡做事情。

（13）多运动。体育运动有益于身心健康，因为身体运动会释放出使人兴奋的物质内啡肽。健身运动可以有效地消除轻微的抑郁症和恐惧感。

12. 老年女性心理健康两忌

（1）忌恋友。老来失伴，挚友作古，乃是老年人生活中不幸的事情。但是，伤心过度容易损害身体。

（2）忌伤感。伤感是老年人日常生活中养生的大忌，老年人要根据自己的实际情况，寻求生活的乐趣，坚持做到：自由、乐观、超脱和潇洒地生活。

13. 女性比男性更易患抑郁症

通常，女人比男人多了三个“心”，即疑心、担心和操心。全世界的女性中，大约每 8 个人中就有一个女性在一生的某个阶段会遭受抑郁症的困扰。环境与气氛的不协调则是导致女性患忧郁症的重要原因之一。

有些女性患抑郁症后往往会有某些“出格”的临床表现，除心情愁苦、烦躁外，还伴有食欲亢进，对糖类食品进食过度，继之出现体重增加。她们焦虑、烦躁、紧张、自责、惊恐发作。

目前，关于抑郁症的确切发病机制尚不清楚。但是，以下情况使得女性更易患抑郁症。

（1）遗传易感性：遗传因素提高了女性患抑郁症概率的 50%。

（2）生物学易感性：雌激素、孕激素以及其他性激素在女性初潮、月经周期、妊娠、围产期、围绝经期都会发生变化。这种变化间接导致神经递质代谢异常，最终导致抑郁症。

（3）社会心理易感性：与男性相比，女性更容易遭受某些极度紧张的特殊状况，比如性虐待、家庭暴力等。

所以，对于女性来说，保持开朗、平静、欢欣的心理是极为重要，它不仅有益于女性自身的健康，而且还有益于整个家庭的和睦。

14. 女性抵抗抑郁症应多吃哪些食物

（1）深水鱼。鱼油中的脂肪酸，可产生常用抗抑郁药的类似作用，使人的焦虑减轻。

（2）香蕉。香蕉含有一种生物碱，可以振奋精神、增强信心。而且香蕉是色氨酸和维生素 B_6 的最好来源，可以帮助大脑减少忧郁情绪。

（3）葡萄柚。葡萄柚可以净化繁杂思绪，提神醒脑。其所含的丰富维生素 C，不仅可以维持红细胞的浓度，增加抵抗力，而且是参与人体制造“兴奋”物质的重要成分之一。

（4）菠菜。菠菜除含有大量铁质外，还含有人体所需的叶酸。人体如果缺乏叶酸，则会导致精神疾病，包括抑郁症等。

（5）南瓜。南瓜富含维生素 B_6 和铁，能帮助身体储存的血糖转变成葡萄糖。葡萄糖正是脑部唯一的“燃料”，能帮助人体维持旺盛精力。

（6）含硒类食品。硒能让人觉得精神良好，思绪更加协调。硒的丰富来源有干果、鸡肉、海鲜、谷类等食品。

（7）坚果。坚果食物中富含 ω－3 脂肪酸与尿嘧啶，对于维持脑部的正常功能和抗抑郁有重要的作用。

第八编　女性延缓衰老

1. 中年女性延缓衰老应抓住关键时期

人的生命需要经历一个生长、发育、成熟、衰老直至死亡的过程。现代医学研究表明，女性延缓衰老的关键时期是在 36 岁以后。因此，女性从 36 岁开始应注意加强延缓衰老的保健措施。

研究分析认为，女性从 36 岁开始，体内的雌激素含量逐年降低，而雌激素是女性风采的生命线。但是直接补充雌激素容易使人患癌，危害身体健康。那么，中年女性如何补充雌激素呢？

关于饮食与健康的关系，中国有句名言："药补不如食补。"

在日常生活中，中年女性除了多吃些蔬菜、水果外，还应每天拥有一份好心情及保证充足的睡眠。

现介绍两种操作简单、疗效好的食疗方：

（1）坚持每日服用蜂王浆。蜂王浆具有补益气血的作用。每天早晨用凉开水送服 1～2 汤匙新鲜蜂王浆，长期坚持有效。

（2）坚持每日适量饮用鲜豆浆。豆浆不仅营养丰富，而且具有较高药用价值。豆浆主要含有蛋白质、无机盐、脂肪及钙元素等营养成分，还含有丰富的被称为“植物雌激素的”大豆异黄酮。因此，长期饮用鲜豆浆，具有抗骨质疏松、防治乳腺癌、子宫内膜癌及直肠肿瘤等方面的作用。

2. 抗衰老应多吃哪些食物

（1）芝麻。芝麻含有亚油酸、棕榈酸、花生四稀酸等不饱和脂肪酸，能够降脂，有利于防治动脉硬化，还含有天然抗衰老成分维生素 E。仅以芝麻油计算，所含不饱和脂肪酸达 60% 以上。芝麻油被医学家们称为“动脉血管的清道夫”，有利于润肤、祛斑和提高视力。

（2）牛奶。牛奶的营养价值很高。在每100克的牛奶中，含蛋白质3.2克，维生素$B_1$0.11毫克，维生素$B_2$0.16毫克，维生素C 1毫克，锰0.01毫克，硒2.58毫克，还含有维生素E、维生素B_6、维生素B_{12}等。牛奶能增强人体抵抗力，有助于防治某些疾病，是延年益寿的好食品。

（3）大豆。大豆含有人体必需的8种氨基酸，俗称“植物肉”。每100克大豆含蛋白质36.3克，是小麦的3.6倍、玉米的4.2倍、大米的5倍、番薯的10倍，比牛肉、鸡肉、牛奶高2倍以上。在每100克的大豆中，还含有维生素$B_1$0.79毫克，维生素$B_2$0.25毫克。另外，大豆还能乳化脂肪、降低血中胆固醇的含量，有预防和治疗动脉硬化的功效，是一种延年益寿的佳品。

（4）花生。花生被人们誉为“长生果”，因为花生含有丰富的儿茶素，能抵抗人体细胞的衰老，起延长寿命的作用。花生营养丰富，其中蛋白质含量达30%，相当于小米的2倍、大米的3倍，可与动物高蛋白食物如鸡蛋、牛奶、肉类等食物相媲美。

花生中的蛋白质营养价值高，且比例适当，容易被人体消化吸收。另外，花生还含人体必需的多种氨基酸、不饱和脂肪酸、维生素A原、B族维生素、维生素E以及钙、磷、铁等20多种矿物质和微量元素。女性经常吃花生，可起到滋补、养生、防病、健体的作用。但要注意：吃花生不要去红皮，红皮有益血功效。

（5）香菇。香菇中含有蛋白质、脂肪、维生素B_1、维生素B_2，以及尼克酸、钙、磷、铁等，还含有30多种酶和18种氨基酸。香菇中的嘌呤具有降低胆固醇和降低血压的作用，常吃有利于防治心血管疾病。香菇也能提高人体的免疫力，具有镇静抗惊、治疗消化不良的功能。香菇中还含有一种特殊蛋白质——蘑菇核糖核酸，它能抑制病毒合成。香菇中，还含有一种能降低血中胆固醇的有效成分“香菇素”，对因胆固醇过高引起的疾病如高血压、动脉硬化以及急慢性肾炎、尿蛋白症、糖尿病、胆结石、肾盂肾炎等，具有一定的治疗功效。所以，老年女性多吃香菇，可以抗病、防癌、延缓衰老。

（6）紫菜。紫菜含有丰富的蛋白质、维生素、胆碱，以及多种氨基酸，尤其富含维生素A原和维生素C。紫菜有降低胆固醇的作用，对预防老年人动脉硬化、预防机体老化很有效。而且紫菜也有抗衰老作用。

（7）海带。海带也被人们誉为“长寿菜”，其蛋白质、碳水化合物、钙、铁、碘的含量也很高，含维生素也很丰富。海带的食疗功效有：①防癌抗癌；②降低血压；③预防动脉硬化；④防止血液凝固；⑤促进排泄，预防便秘；⑥防止甲状腺肿；⑦维持体内钾、钠平衡，有益心脏；⑧减肥、强骨、补血。因此，多吃、常吃海带有益于抗衰长寿。

（8）核桃。核桃被称为“长寿果”，它含有人体必需的蛋白质、脂肪、钙、磷、铁，以及锌、锰、铬等微量元素，这些营养成分对人的心脏、血管健康有益。核桃中含有较多的不饱和脂肪酸，可降低血中胆固醇，防止动脉硬化。其所含的磷脂，是人体细胞结构中的主要成分之一。老年女性每天吃3～5个核桃，可起到滋补保健、延缓衰老的作用。

（9）蜂蜜。蜂蜜不仅含有多种氨基酸、维生素，还含有抗生素，具有杀菌防腐作用。蜂蜜，可以使血管扩张，降低血压，对高血压、冠心病患者有益。在蜂蜜中：一是含有矿物质钾，能促进细胞代谢，维持心肌正常功能；二是含有钙元素，能强筋壮骨；三是含铁、铜元素，有利于增补血液，还具有健脑功能。《神农本草》载："蜂蜜久服，强志强身，不疾不老。"老年人经常食用蜂蜜，可促进人体新陈代谢，增强机体活力，增加血液循环，有效地防止动脉硬化，延缓机体组织衰老。

（10）蜂王浆。蜂王浆中含有促进发育的有效成分，以及葡萄糖、无机盐、酶、有机酸、蛋白质、花粉粒等营养成分，经常服用蜂王浆，可改善血液循环，增强机体抵抗力，促进体内氧的交换和细胞新陈代谢，增强造血功能，修复组织，增殖细胞，调解神经、血压、血糖等。老年女性经常服用蜂王浆，可以增强生命力，延长寿命。

（11）大蒜。大蒜具有很强的抗菌力，能清除人体活性氧自由基，延长人的寿命。大蒜含有丰富的蒜素，有特别强的杀菌作用，它的功能是暖脾胃、行滞气、解毒、杀虫，它能解除胃肠道及全身的许多有害病菌。

（12）红枣。红枣含有枣酸、黏液质、蛋白质、脂肪、糖类和钙、磷、铁，以及胡萝卜素和其他维生素。在每 100 克的干红枣中，含蛋白质 3.9 克，维生素 $B_1$1.05 毫克，维生素 $B_2$0.15 毫克，维生素 C 11 毫克，还含有镁、锌、硒等成分。红枣富含维生素 C，对防癌抗癌有重要作用，所含大量维生素 P 能对人体的毛细血管起健全作用。中医认为，枣有益气补血、健脾和胃、润心肺、缓阴血、生津液、悦颜色、通九窍、助十二经、和百药之功效。“常吃枣，不会老”，老年女性应经常吃枣。

（13）山楂。山楂含有山楂酸、维生素 C、黄酮等成分，具有开胃消食、化滞消积、活血化淤、消油化腻、降血压、降血脂、强心、抑菌等功效。山楂中尤其维生素 C、维生素 E 含量高，在每 100 克的山楂中，维生素 C 达 86～154 毫克，维生素 E 4.2 毫克。老年女性多吃山楂，可防高血压、冠心病、高血脂以及老年性心脏衰弱等症。

（14）木耳。木耳分黑白两种，所含营养成分大致相同，主要成分有蛋白质、脂肪、糖类、纤维素，以及大量钙、磷、铁、钾等。黑木耳具有滋阴润燥、活血益胃的功效，白木耳则具有生津养胃、滋阴润肺、益气补脑、活血强心的功效。另外，黑木耳还含有一种妨碍血液凝固的成分，可以防止心脑血管疾病的发生。

（15）萝卜。我国民间，向来有“多吃萝卜少患癌”、“十月萝卜小人参”之说。萝卜分为红、白萝卜两种，具有消食化痰、顺气散积、补虚利尿的作用。萝卜含有丰富的果胶、胆碱、淀粉酶、维生素和无机盐。胡萝卜还含有槲皮素，它是组成维生素 P 的有关物质，还可以促进维生素 C 用于改善微血管功能，增加冠状动脉血流量，防止冠心病发生。据现代营养学研究分析，在每 100 克的胡萝卜中，含维生素 C 12 毫克，维生素 B_1 0.02 ~ 0.04 毫克，维生素 B_2 0.04 ~ 0.05 毫克。在每 100 克的白萝卜中，含维生素 C 27 毫克，维生素 B_1 0.01 毫克，维

生素 $B_2$0. 03 毫克。白萝卜含有芥子油，它与胡萝卜中的酶一起作用后，能促进肠蠕动，可将肠道中有害物质迅速从体内排出，对增进食欲、预防消化道癌症有很大帮助。

3. 女性 60 岁以后应多吃干果

按年龄划分，60 岁以后属于女性的老年期。随着年龄的增长，身体各器官功能出现逐年衰退现象，而抗击衰老的最好方法除了加强锻炼外，应多吃含有丰富的抗氧化物的食物，降低各种疾病的发生概率。

通常说来，抗氧化物的食物富含有维生素 E、维生素 C 和多酚等营养成分。其中，干果是这类食物的代表之一，如芝麻、腰果、核桃等。中医认为，这类食物具有较好的抗衰老作用。现代医学认为，干果中所含的维生素 E 能促进毛细血管增生，改善血液循环，抑制过氧化脂质的沉淀，还可以延缓细胞衰老，使人精力充沛，耐力持久。

但是，需要注意的是，70 岁以上的老年女性消化和吸收功能降低，在食量方面，最好减少 30%。此外，为平衡膳食，应多吃粗粮和韭菜、南瓜等食物，以补充体内镁、钾及各种维生素的缺乏。

4. 女人吃全素容易衰老

在现实生活，吃全素的女性越来越多。她们认为，一切疾病都是由于吃动物性食品过多造成的。其实，素食食物单调，素食者机体中掌管食物消毒的酶系统的功能久而久之会遭到不同程度的破坏，最后导致物质交换失调，不仅对身体健康无益，反而容易出现肥胖、高血压等症状，过早衰老。

现代营养学认为，只有把动、植物食品按合理比例结合起来食用，才能满足机体正常运转的需要。长期素食的女性，会使人体碳水化合物、蛋白质、脂肪得不到充分的供应，导致营养比例失衡，造成消化不良、记忆力下降、免疫力降低、内分泌和代谢功能发生障碍，容易发生贫血和肿瘤等。

此外，长期素食还会引起胃酸及消化酶减少，味觉降低，导致食欲不振。而且，植物油不饱和脂肪酸产生的过氧化物与人体蛋白质结合形成脂褐素，在器官中沉积，这样会加速女性的衰老，对中老年女性的影响尤其明显。

由此可见，女性单纯素食、绝对素食是一种不良的饮食习惯，有损身体健康，不是通往健康长寿的路。

5. 女性常做面部操可延缓衰老

（1）五指并拢，双掌摩擦微热后，紧贴面部，轻轻上下抹动，按摩额、颧部肌肤以及鼻、耳部，持续3~5分钟。

（2）闭嘴，使劲吹气，连续用力发“屋”的读音，发音时注意嘴的四周要鼓起来（面颊不要鼓起），然后放松复原。接下来，闭嘴呈抿嘴微笑的样子，再放松复原。

（3）用力睁大眼睛，尽量使眼眉向上抬，然后放松，重复数次，目的是使眼睛周围的皮肤得到运动。

6. 清晨女性常照镜子可减缓衰老

在日常生活中，大多数女性有清晨照镜子的习惯。其实，多照镜子，对身体健康好处多多，可以让人体保持健康，还能减缓衰老。

任何物质和活的有机体，在外来辐射场的作用下都会发出光、热或是声音。人在照镜子时，通过镜子反射而来的极低量辐射对人的细胞、器官和身体会产生一定的影响，表现在：通过镜子反射的辐射对血液的光学密度有影响。在辐射的作用下，机体内的水分子发生共振，导致血液的防氧化性以及血液中酶的活性提高，也就是提高机体的生物功能。因此，多照镜子可以让人体保持健康，减缓衰老。

7. 舌头操可延缓衰老

（1）每天早晨洗脸后对着镜子，舌头伸出与缩进，各做10次；然后将舌头伸到嘴巴外面向左右各摆动5次。

（2）坐在椅子上，双手十指张开放在膝盖上，上半身稍微前倾。由鼻孔吸气，接着嘴巴大大地张开，舌头伸出并且呼气，同时睁大双眼，平视前方，反复操练3~5次。

（3）嘴巴张开，舌头伸出并缩进，同时用右手食指、中指与无名指的指尖在左下边至咽喉处，上下搓擦30次。接着在舌头伸出与缩进时，用左手三指的指尖，在右下边至咽喉处，上下搓擦30次。

（4）对着镜子，嘴巴张开，舌头轻轻地伸出，停留2~3秒钟，反复操练5次。然后头部上仰，下巴伸展，嘴巴大大地张开，伸出舌头，停留2~3秒钟，反复操练5次。

8. 女性长寿的三个秘诀

（1）女性对疼痛的忍耐性比男性强。有关人士对学生做了感觉测试，用血压计臂带绑紧学生们的上腕，施加高于动脉的压力，持续一段时间后，男生们都叫痛，而女生却没有。

（2）女性与男性的臀部不同。对于参加锻炼的男性，看一下他们的臀，相对来说，大多还是松软无力的。而女性则相反，她们并没有做什么特别锻炼，但臀部丰满有力，上了年纪身体仍是十分健康。

（3）女性对于疾病的各方面精神准备比男性要充分。女性对健康状况特别注意，一旦生病，就积极配合医生进行治疗。男性在这方面明显逊于女性，生病后不认真对待，很少及时治疗，态度往往是勉勉强强的。

第九编　女性健康提醒

1. 女性应警惕哪些不适

女性在生活中如发现以下不适，要警惕并及时就医：

（1）乳房压痛。抚摩或拥抱时，如乳房某部位有压痛感，用手掌按该痛点发现有小硬块，并有触痛，应警惕乳房肿瘤。

（2）乳头溢乳。抚摩挤压乳房或吸吮乳头时，有乳汁溢出，应警惕患脑垂体微腺瘤的可能。

（3）乳头溢血。挤压乳房或吸吮乳头时，有血性分泌物流出，可能是乳腺癌的早期病兆。

（4）下腹隆起。特别是仰卧时，下腹仍隆起，用手掌触摸时有坚实感，应警惕患卵巢肿瘤的可能。

（5）阴道出血。房事后排出的黏液中含有鲜血，这常常是宫颈癌早期信号，即使是极少量血亦应警惕。

（6）体味异常。房事时或房事后阴道散发出鱼腥臭味，并伴有外阴瘙痒、阴道烧灼感，有可能是患了阴道炎。

（7）穹隆触痛。穹隆位于阴道最深处，如同房时感到该处触痛，表示患有盆腔炎；如伴有继发性病变，则表明患有子宫内膜异位，可导致不育。

（8）绝经出血。绝经后阴道出血、接触性出血，有可能有子宫肿瘤，切不可误认为“返老还童”。

（9）尿频、尿急、尿痛是急性尿路感染的常见症状。房事后不久，如出现尿频、尿急、尿痛，并伴有白带增多，有可能是霉菌性阴道炎或淋病。

2. 心脏病爱找女司机

女性本身在更年期前后就容易发作心绞痛等心脏疾病，而开车的女性更加容易被心脏病困扰。因为对一些喜欢开快车的女性来说，她们的心脏需要承受的更多。

研究发现，开车的时候如果时速超过 80 公里，心率就会增加到 100～110 次/分钟。而如果长时间让心脏处于这种紧张状态下，由于思想集中、神经紧张、血液流通缓慢，可能诱发心脏病，而原本就有冠心病的患者更容易发作。

因此，女性开车不要太快，每开车 1 小时，最好休息一会儿。

3. 女性较瘦易致乳腺癌误诊

对较瘦的妇女而言，通过透视检测乳腺癌的有效性较低。因为，较瘦的妇女乳房密度较大，使得癌症肿块难以被区分出来。

乳房的密度取决于结缔组织的数量，这种组织在乳房 X 光照片上显出的是黑色。较重的妇女乳房的脂肪更多，脂肪是透明的，这使得癌症肿块更易被发现。

另外，对采用过激素替代疗法的妇女以及原来曾通过乳房外科手术切除良性肿瘤或囊肿的妇女而言，透视的效果较差。

4. 从事文秘工作的女性易患心脏病

研究发现，从事文秘工作的女性易患心脏病。

从事文秘工作的女性，与其他白领女性以及不工作的女性相比，更易在颈动脉（运送血液去人脑的动脉）中堆积脂肪。一般认为，颈动脉疾病是心脏病和中风的先兆。

行为可能是其中的一个影响因素。一般情况下，文秘工作人员需要坐着办公，比较容易发胖。

另外，心理因素也起很大作用。从事高压力工作的人，如果不控制自己的工作量，可能会使患心脏病的危险增加。

最近还有一项研究发现，如果工作中很少说话，压力很大，就会增加工作的疲劳和忧郁症。

因此，在行政管理位置上的女性，应该在午饭后散步，最好以走楼梯代替坐电梯，在闲暇时间尽量运动。

5. 生育能让女性更聪明

研究发现，女性在怀孕期间的学习能力和记忆力提高很快，怀孕非但不会使母亲们变得感情脆弱、丢三落四、智商下降，相反会使她们更聪明。

怀孕和生育能使女性大脑能力得到提高，其中包括分娩后增强的感觉能力。因为怀孕、分娩和哺乳时激素的波动会使女性大脑某些区域的神经细胞增大，重塑大脑，她们因此变得警觉而灵敏。另外，养育孩子很具挑战性，能刺激大脑活动。大脑能产生细胞，越用生命力越旺盛。而养育孩子的新奇情感体验最能刺激细胞活动。

6. 夜班女性工作者患癌症概率比常人高

研究人员对护士、空乘人员和其他夜间工作者进行的流行病学研究表明，即便考虑了饮食差异等其他因素，他们患癌症的概率也比普通人高60%。

根据这些研究，世界卫生组织的一个机构2007年12月宣布把倒班列为“致病因素”，将夜班与接触有毒化学品同样归为健康风险类别。

研究认为，引起这一结果的原因与褪黑激素有关。这种激素由大脑中的松果体分泌，有助于阻碍肿瘤的形成。人体主要在夜晚分泌褪黑激素，灯光尤其是那些电脑屏幕和荧光灯大量产生的蓝色光谱的光，会使褪黑激素分泌量急剧下降。

7. 女性治疗盆腔炎的最佳时间

女性内生殖器官，如子宫、卵巢、输卵管及周围结缔组织、盆腔腹膜发生了炎症，在现代医学上，称为“盆腔炎”。在临床方面，盆腔炎是女性最常见的妇科疾病之一。盆腔炎治疗应讲究和抓住最佳时间，才能收到较好的效果。

在临床医学方面，将盆腔炎分为急性盆腔炎和慢性盆腔炎两种。急性盆腔炎未能彻底治疗或患者身体较差，病程迁延为慢性盆腔炎，危害身体健康。因此，在急性期应积极彻底地治疗，不应以症状暂时缓解作为治愈的标准。同时，要配合生活调护及预防复发。盆腔炎以月经期治疗为最佳时机，方法是：经期前1～2天开始用药，至月经结束为止，为一个疗程，大约7天。主要是全身抗生素治疗，治疗原则是使用的药物以抗生素为主，也可使用清热消炎中成药或中草药。

8. 女性上医院就诊前莫化妆

随着我国经济迅猛发展，人民生活水平得到提高，化妆美容的人越来越多，但上医院就诊之前最好不要化妆，以免影响医生的诊断结果。

医学临床专家明确指出，"望诊"是医生判断病情、诊断疾病的重要手段之一。在诊断疾病的过程中，许多疾病则是通过面色、唇色以及指甲等方面的情况发生变化表现出来的。当疾病发展至一定程度时，还会表现出一些典型的特征，显得特别突出。

观察面色、唇色、指甲，对诊断疾病有着重要的临床价值。如果在就诊前化妆，不仅会掩盖病人的真实表现，还会给医生诊断病症带来不少困难，甚至出现误诊的情况，延误了及时治疗疾病的最佳时间。

第十编　女性用药保健

1. 老年女性用药五忌

（1）忌随便用药。老年女性对药物的耐受性减低，应尽量少用药或不用药。必须用药时应照医师吩咐办，不宜按“老经验”用药。

（2）忌药量过大。老年女性药物代谢缓慢，肝脏解毒功能相对减低，如果用药量过大，易在体内蓄积，进而发生中毒反应。

（3）忌用药时间过长。老年女性肾功能多有减退，药物排泄时间延缓，如果用药时间过长，易发生中毒反应。

（4）忌用药种类过多。老年人胃肠功能减低，用药种类过多易出现食欲减弱、恶心、呕吐等反应，易发生药物中毒。而且老年人记忆力不好，同时用多种药很容易错吃。

（5）忌依赖安眠药。老年女性长期服用安眠药，容易发生头昏、脑涨、步态不稳和跌跤，损害肝、肾功能。

2. 更年期女性服药五忌

（1）忌“统一化”。应根据每个人的体质、健康状况、环境因素和疾病的轻重缓急等差异区别用药，尤其是在更年期，这种差异表现得更为显著。应尽可能做到科学性、生理性，减少盲目性。

（2）忌“杂乱”。女性进入更年期后，药物在体内由于代谢、排泄速度减慢，滞留时间也随之延长，这样使得其毒副作用也随之增加。因此，更年期女性使用药物应力求简单化。

（3）忌长期化。药理研究证明，使用任何一种药物都不宜时间过长，否则会有下列弊端：一是容易使药物在体内蓄积过多，进而引起严重的副作用；二是长期使用某种药物，容易使某些病菌对药物作用敏感性降低，进而产生耐药性；三是有些药物（如安眠药）如果用的时间太长，易成瘾。因此，即使是慢性病患者，也应尽量避免长期使用同一种药，应采用间歇、交替、互换等治疗方案。

（4）忌“自作主张”。有的更年期女性患者，自以为久病成医，在服药时自作主张，不遵医嘱，这种服药法易致意外。

（5）忌用药过量或不足。更年期女性患者用药过量，会“物极必反”，发生药物中毒。相反，如果用药时谨小慎微，药量不够或服药间隔时间过长，会使血中药物达不到有效的治疗浓度，进而不能达到药到病除的目的。

3. 更年期女性慎服维生素

绝经后的女性服用维生素 E、维生素 C 不仅对心脏无益，而且增加血管堵塞的可能性。

同样的结果还发生在接受荷尔蒙替代疗法、又服用维生素的女性身上。荷尔蒙替代疗法被认为可以减轻停经后的一些症状，如像骨质疏松和阴道干燥等，但同时也会增加心脏病、癌症以及中风等疾病的发病率。

4. 高丽参有助女性养生防病

中药，有时在预防和治疗女性更年期方面更加富有疗效。

所谓“更年期症状”，是指女性闭经前后普遍出现的症状，如燥热、发汗、气短、失眠，烦躁、头疼等。在多数情况下又同时伴随女性荷尔蒙分泌低下或停止，引起本人气质等精神因素发生变化，人际关系改变等。症状严重时很难治疗。

而在高丽参中有多种含有各种生理活性机能的物质。这些物质作用于中枢神经和卵巢，可以增加女性荷尔蒙的分泌，也可以对血液凝固系统发挥作用，因而会使女性更年期症状从整体上得到改善。

5. **哪些老年女性忌服人参**

（1）动脉硬化症的老年女性患者。人参中所含的蛋白质因子能抑制脂肪分解，加重血管壁脂质沉积，患有冠心病、高血压、脑血管硬化、糖尿病、脉管炎的老年女性患者应忌服人参。

（2）高血液黏度的老年女性患者。血液黏度升高，血流不畅，中医称之为“淤血”。人参具有促进红血球生长的作用，红血球增多，血液浓度会更高。

（3）失眠的老年女性患者。人参具有中枢神经兴奋作用，失眠者大脑皮层兴奋与抑制平衡失调，擅自服人参只会加重失眠。

（4）患有胃病的老年女性。很多胃病的罪魁祸首是幽门螺旋杆菌，而人参对该病菌有保护作用，不利于药物对其杀灭。

（5）患有胆囊炎、胆结石的老年女性。人参有类雌激素作用，能抑制胆道排泄，使胆汁变稠。长期服人参者，胆结石症发病率明显升高。

（6）舌质紫暗的老年女性患者。中医认为，舌质紫暗为气血淤滞之象，服用人参反而会使气血凝滞，加重病情，出现“疼痛、烦躁不安、手足心发热”等症状。

（7）红光满面的老年女性。临床研究发现，红光满面的老年女性，情绪往往兴奋，血压常常偏高，服用人参会导致血压上升。

6. 绝经期女性忌用利血平

在临床上，利血平是应用广泛的一种抗高血压药物。它的特点是：降压作用产生缓慢、温和而持久。但是，绝经期女性长期或经常服用利血平，易引起诸多不良反应。

利血平，又名血安平，临床观察和研究发现，它是一种可疑致癌药物，长期应用可能诱发乳腺癌。绝经期女性长期服用，有增加乳腺癌发生的危险性，其发病率为未服药老年女性的 3～4 倍。所以，绝经期妇女忌用利血平。

7. 冬季进补哪些女性宜服用阿胶

冬季，虽为进补阿胶之季，但不是每位女性皆宜服用阿胶，必须按体质进行，不宜盲目地“蛮补”。否则，不仅没有补养作用，而且有可能出现不良的反映。

阿胶，具有补血、止血、润肺止咳、润肠通便、强壮体质的作用。因此，体质虚弱、怕冷、容易感冒的妇女，适当服用阿胶可以起到改善体质、增强抵抗力的作用。对于便血、月经量过多，引起贫血的女性，阿胶有增进机体凝血、止血、改善贫血的作用。对于月经周期紊乱、超前错后的虚弱患者，阿胶有较好的调经作用。对于肺虚阴亏、干咳无痰以及阴虚阳枯的习惯性便秘者，阿胶有助于止咳、通便。

但是，患有内热较重、口干咽燥、盗汗烘热等病症的妇女，忌用阿胶进补。

8. 哪些女性不宜服用避孕药

（1）患有急、慢性肝炎、肾炎的女性。避孕药在肝脏内进行代谢，又经肾脏排泄，患者服用避孕药会增加肝、肾负担，加重病情。

（2）患有心脏病、心功能不良的女性。避孕药中的雌激素会使体内钠等物质滞留，时间长了易加重心脏负担，不利于疾病的康复。

（3）患有糖尿病的女性。患者服用避孕药，会使血糖轻度升高，如果发现不及时，血糖得不到控制．将有损身体健康。

（4）患有甲状腺功能亢进的女性。药理研究实验证明，在疾病没有治愈前，患者服用避孕药将会加重病情，延长治疗疗程。

（5）患有乳房良性肿瘤、子宫肌瘤及各种恶性肿瘤的女性。为避免对肿瘤产生不良影响，患者最好不要服用避孕药。

（6）月经量少的女性。长期服用避孕药，可使子宫内膜呈萎缩状态，这样会减少月经量，久而久之，有损身体健康。

(7) 患有慢性头痛、偏头痛的女性。患者服用避孕药将会加重病情。

9. 女性忌服避孕药治疗多毛症

为追求美，有一些女性选择口服避孕药的方法治疗多毛症。其实，这种方法不利于美容。

女性选择口服避孕药，往往会抑制卵巢产生雄激素。但是，应用这种药物的副作用是不可低估的。其中一个很难解决的问题就是长期口服避孕药后会在面部产生黄褐斑。黄褐斑是一种顽固的面部色素障碍性皮肤病，一旦女性发生诸如黄褐斑等疾病，很难治愈，将严重损害面容美观。

第十一编　女性防病保健

1. 中年女性多吃香菜可防骨质疏松

临床医学许多研究资料认为，人进入 40 岁以后，骨生成大大减少，骨皮质越变越薄，尤以女性为甚。因此，中年女性应注意预防骨质疏松症。

进入中年期的女性，在饮食方面应注意选择含硼食物，它不仅有利于身体吸收矿物质，而且还有保护骨骼的作用。在含硼食物中，香菜含硼量较多，是突出的代表。此外，香菜含有铁、钙、钾、锌、维生素 A 和维生素 C 等元素，可以利尿，有利于维持血糖稳定。

2. 老年女性多吃鱼类可预防骨折

研究发现，老年女性多吃鱼类可以预防骨折。

老年女性如果不摄入足量的维生素 D，其骨头就会因缺钙而易损伤。特别是在冬天，由于没有充足的阳光，人体中维生素 D 的含量便会下降。

女性补充维生素 D 的最好办法是多吃富有食脂肪的鱼，如每 3.5 盎司的罐装鲑鱼和沙丁鱼，分别含维生素 D 500IU（国际单位：IU）和维生素 D 300IU，而一杯牛奶才含有维生素 D 100IU。

3. “红皮”水果和蔬菜可防乳腺癌

红苹果和红辣椒等“红皮”水果和蔬菜，对乳腺癌等肿瘤疾病有一定的防治作用。

“红皮”瓜果蔬菜中所含的某些植物化学成分，可以有效遏制肿瘤细胞中蛋白质的生长。同时，还能降低肿瘤细胞对雌激素的反应能力。除了红苹果和红辣椒，洋葱、紫葡萄等也含有这种化学成分，它们对其他癌症也有一定的抑制作用。

4. 果汁酸奶可预防女性尿路感染

对于具有生育能力的女性来讲，饮食习惯对尿路感染的发生很有影响。

女性如果定期饮用鲜果汁或食用酸奶，可减少尿路感染的发生。鲜果汁对帮助女性减少尿路感染的发生特别有效。每天至少喝一杯不加甜味剂的新鲜或浓缩果汁的女性，发生尿路感染的概率比那些很少饮用果汁的女性要少34%。

此外，每周至少食用3次含有乳酸菌的奶制品也有助于女性避开尿路感染。因为女性尿路感染通常是由大便中的细菌所造成的，而有些食品和饮料能够改变大便中细菌的含量，从而减少尿路感染的发生机会。另外，一些酸性果汁也可防止女性尿路感染。

5. 年轻女性如何预防乳腺癌

临床研究统计数字表明，乳腺癌的发病年龄正逐年提前，日趋年轻化。因此，日常生活中，应注意预防乳腺癌。那么，年轻女性如何预防乳腺癌呢？

（1）保持精神舒畅，情绪乐观。大量研究调查表明，多数乳腺癌患者具有精神不畅、性格孤僻、情绪忧郁、多愁善感和好生闷气等特点。我国传统中医学认为，肝郁气滞是造成乳腺癌发癌的原因之一。现代医学研究证明，忧郁、压抑等消极情绪，容易导致下丘脑—垂体—卵巢轴的神经内分泌系统功能紊乱，降低人的抗癌免疫力。

（2）避免体型发肥。现代医学研究证明，肥胖是发生乳腺癌的危险因素之一。因此，在日常生活中，年轻女性应注意饮食，讲究营养摄入平衡，尤其是不要贪吃油煎烤炙的美食，这样可以降低乳腺癌的发病率。

（3）定期检查。在日常生活中，应该做到一年进行一次乳房检查。若发现异常现象，应及时、尽早治疗。

6. 绝经期提防夜间低血糖

女性进入绝经期后，由于性激素发生了变化，激素水平大起大落，血糖不可避免地会出现忽高忽低的情况，这使血糖控制的难度增加。因此，应提防夜间低血糖。

进入绝经期的女性由于体内性激素水平逐年下降，身体对胰岛素的敏感性也会随之增强，有些妇女发生了严重低血糖的情况，尤以夜间表现极为突出。另外，由于绝经期的妇女激素的升降所引起的潮热、忧郁以及短期记忆丧失，有可能被误诊为低血糖。针对这种情况，还是测一下血糖为佳。此外，不要为了预防低血糖而采取错误的饮食方式，导致吃下过多的热量食物，反而引起血糖的升高。

7. 女性放环有助防癌

研究发现，女性“放环”以后，不仅能阻断精子与卵子的结合，起到避孕的目的，而且还有助于防癌抗癌，减少患宫颈癌的危险。

女性放环后能促使血液中的白细胞向节育器聚集，并黏附于环表面。这些白细胞可释放出一种“干扰素”物质，具有广谱的抗病毒与抗癌作用，能够增强机体的抗癌能力，杀死癌细胞，促进巨噬细胞的吞噬作用。与此同时，该物质能改变癌细胞表面结构，抑制癌细胞繁殖能力，从而起到防癌的作用。

8. 夏季女性预防“热病”的保健措施

在临床上，夏季的“热病”包括热晕症、热痉挛、热衰竭等方面疾病。那么，夏季女性怎样预防“热病”呢？

（1）保证充足的睡眠，使大脑和身体各系统都得到放松和休息，进一步增强机体的免疫力。

（2）在着装方面，应选择吸汗服装。

（3）在机体“抗旱”方面，应补充水分，尤其在运动前应补水500毫升，运动中每隔20分钟补充淡盐水120毫升。

（4）随身携带防暑药品，如十滴水、仁丹、风油精等。

图书在版编目(CIP)数据

女性健康生活/王增,王和亿,刘素芬主编. -北京:中国社会出版社,2010.1

ISBN 978-7-5087-2904-6

Ⅰ.①女... Ⅱ.①王... ②王... ③刘... Ⅲ.①女性—保健—基本知识 Ⅳ.①R173

中国版本图书馆 CIP 数据核字(2009)第 198946 号

书　　名:女性健康生活

主　　编:王　增　王和亿　刘素芬

责任编辑:杨建萍　张　杰

出版发行:中国社会出版社　邮政编码:100032

通联方法:北京市西城区二龙路甲 33 号新龙大厦

电　话:(010)66080300　(010)66083600

(010)66085300　(010)66063678

邮购部:(010)66060275 电传:(010)66051713

网　　址:www. shcbs. com. cn

经　　销:各地新华书店

印刷装订:北京市优美印刷有限责任公司

开　　本:140mm×203mm　1/32

印　　张:5. 75

字　　数:85 千字

版　　次:2010 年 1 月第 1 版

印　　次:2014 年 3 月第 2 次印刷

定　　价:13. 00 元